Dr. med. Gertrud Grimm

Augenerkrankungen ganzheitlich und natürlich behandeln

AF648559

Dr. med. Gertrud Grimm

Augenerkrankungen ganzheitlich und natürlich behandeln

lehmanns media

Impressum

Bibliografische Information der Deutschen Nationalbibliothek
Die Deutsche Nationalbibliothek verzeichnet diese Publikation in der Deutschen Nationalbibliografie; detaillierte bibliografische Angaben sind im Internet unter `http://www.dnb.de` abrufbar.

Alle Rechte vorbehalten
Dieses Werk, einschließlich aller seiner Teile, ist urheberrechtlich geschützt. Jede Verwertung außerhalb der engen Grenzen des Urheberrechtsgesetzes ist ohne Zustimmung des Verlages unzulässig und strafbar. Das gilt insbesondere für Vervielfältigungen, Übersetzungen, Mikroverfilmungen, Verfilmungen und die Einspeicherung und Verarbeitung auf DVDs, CD-ROMs, CDs, Videos, in weiteren elektronischen Systemen sowie für Internet-Plattformen.

Wichtiger Hinweis

Die Vorschläge, was die Dauer der Einnahme der Arzneien betrifft, sind nicht verbindlich, diese können und sollen variiert werden, falls im Heilungsverlauf unerwartet Probleme auftauchen oder der Patient das eine oder andere Präparat nicht verträgt, bzw. die Erstverschlimmerung anders als erwartet verläuft.

Weder Autor noch Verlag haften für irgendwelche Schäden.

© Lehmanns Media GmbH, Berlin 2022
Helmholtzstr. 2-9
10587 Berlin

Umschlag: Jasmin Plawicki
Satz & Layout: LaTeX(Zapf Palatino) Volker Thurner, Berlin
Druck und Bindung: Totem • Inowrocław • Polen
ISBN 978-3-96543-295-6 www.lehmanns.de

Inhaltsverzeichnis

Wichtiger Hinweis:

Alle Ratschläge, Rezepturen und Anwendungen im vorliegenden Buch wurden von mir über Jahrzehnte mit bestem Erfolg erprobt. Dieses Buch richtet sich sowohl an Laien als auch an Therapeuten. Laien sollten ohne Beratung eines erfahrenen Behandlers keine Applikationen vornehmen. Weder Autor noch Verlag haften für irgendwelche Schäden.

Dr. Gertrud Grimm

Vorwort

Ich möchte die Augenerkrankungen aus ganzheitlicher, naturheilkundlicher Sicht besprechen. Die Behandlung sollte mit natürlichen Heilweisen erfolgen, die Operation sollte die letzte Waffe sein, denn Katarakt, Glaukom, Maculadegeneration und andere Netzhauterkrankungen sind heilbar. Die Erkrankung des Auges stellt keine isolierte Erkrankung dar, sondern das kranke Auge ist nur ein Ausdruck des gestörten Stoffwechsels allgemein. Ein krankes Auge in einem sonst völlig gesunden Körper ist nicht vorstellbar. Die Organe im Körper stehen in Wechselwirkung miteinander. Eine isolierte Augenkrankheit, abgekoppelt vom Gesamtstoffwechsel, gibt es nicht und deshalb ist der königliche Weg nicht die Operation, sondern die ganzheitliche Behandlung unter Anregung der Selbstheilungskräfte.

Rheuma und Lebererkrankungen, Diabetes mellitus, Hypertonie und allgemeine Gefäßsklerose sind oft die Ursache und die Augenkrankheiten, z. B. die Maculadegeneration oder der Katarakt, sind nur ein Leitsymptom. Was die Heilung betrifft, so werden ganzheitliche Methoden wie Neuraltherapie, sanum-Therapie, die Horvi-Enzym-Therapie, die Ozon- und HOT-Behandlung, die Regulierung des Säure-Base-Haushalts durch Ernährungsumstellung und Fasten und vor allem die homöopathische Behandlung unter Einbeziehung der chronischen Miasmen besprochen. All diese Behandlungen regen die Selbstheilungskräfte an, vor allem die Einzelmittelhomöopathie, welche die individuellste, die spezifischste aller Reiztherapien ist!

1 Regulierung des Säure-Base-Haushalts bzw. Milieusanierung durch Fasten, aktives Schwitzen und Ernährungsumstellung

Fasten

Fasten hat eine uralte Tradition. Vor zehntausend Jahren wurde schon gefastet. In den großen Weltreligionen kommt Fasten heute noch vor und ist ein wesentlicher Bestandteil; erwähnt sei hier der Buddhismus, das Christentum, der Islam und das Judentum. Durch das Fasten wird der gesamte Organismus entsäuert, alle Körpersäfte fließen wieder besser, voran das Blut und die Lymphe. Die Geldrollenbildungen der roten Blutkörperchen lösen sich wieder auf, sonstige Eindickungen von Blut und Lymphe verschwinden. Im Dunkelfeldmikroskop sind nach dem Fasten keinerlei Stauungszeichen bzw. Eiweißverdichtungen wie Filite oder Mucor-Symplasten mehr zu sehen, auch keine Thrombozytenaggregationen mehr. Die Eiweißspeicher werden entleert. Auf diese Weise wirkt das Fasten dem Herzinfarkt, weiteren Gefäßprozessen sowie Entzündungen entgegen. Auch die Gefäßwände, die durch Arteriosklerose ihre Elastizität verloren haben, werden wieder funktionsfähiger, die Verhärtung wird durch das Fasten weniger. Weitere Gefäßprozesse wie Tinnitus, Hörsturz und Migräne verschwinden durch das Fasten.

Das strenge Fasten bedeutet Verzicht auf jegliche Nahrung. Dies können Sie zuhause über einige Tage durchziehen, ansonsten gibt es Fastenkuren bei Dr. Buchinger usw. Es gibt weitere Fastenarten, z. B. das 24-Stunden-Fasten oder das Morgenfasten, welches bedeutet, dass der Mensch morgens bis zur Mittagszeit auf Nahrung verzichtet, da morgens sowieso die Ausscheidungsphase im Körper abläuft und diese durch das Morgenfasten unterstützt wird. Man kann unterstützend Basentee (Kräutertee) oder auch Basentee nach Dr. Rau trinken.

Basentee nach Dr. Rau

Rezept:

Gartenbohnen, Zucchini und Sellerie lässt man zu gleichen Teilen schonend köcheln, etwa 20 Minuten lang, vom Sud trinkt man einige Tassen über den Tag verteilt.
Der Säurestarre wird entgegengewirkt, die Schmerzen verschwinden.

Das sogenannte Morgenfasten muss über einen langen Zeitraum (6–12 Monate) durchgehalten werden, um Erfolge zu erzielen.

Es gibt auch das sogenannte Teilfasten, das Eiweiß-Fasten. Manchmal kann man das strenge Fasten nicht einplanen, da kann man auf das Eiweiß-Fasten ausweichen, d. h. man isst über 2–3 Wochen ausschließlich rohes Obst. Damit werden die Eiweißspeicher entleert. Dieses Eiweiß-Fasten eignet sich ebenso gut als Auftakt zur Ernährungsumstellung. Der Verzicht auf jegliches tierisches Eiweiß lässt wieder mal die Körpersäfte fließen, der Organismus erholt sich. Gefäßerkrankungen werden weniger und verschwinden ganz, wenn die Ernährungsumstellung dem anfänglichen Fasten folgt. Außerdem regt Fasten den Körper an, entzündungshemmende Stoffe auszuschütten.

Und nun ein paar Überlegungen, wie man das Fasten erfolgreich unterstützen kann: Ganz wichtig ist die körperliche Bewegung, denn man schwitzt und scheidet so Giftstoffe über die Haut aus, die Durchblutung wird auf die Weise verbessert.

Die Ausscheidungsorgane, die Nieren, der Darm und die Leber sollten angeregt werden. Die Nieren können durch folgenden Tee Unterstützung finden:

Nierentee nach Dr. Müller

Rezept:

Folia Betulae
Hb. Solidaginis
Hb. Hernariae
Fol. Orthosiphonis ãã ad 200,0

1 TL/Tasse von dieser Mischung mit kochendem Wasser übergießen, über Nacht ziehen lassen, 3–5 Tassen täglich trinken.

Homöopathisch kommt bei Bedarf Natrium chloratum D6 bzw. Solidago virgaurea D6 in Frage.

Die Leber, das größte Entgiftungsorgan in unserem Körper, soll auch entlastet werden. Trinken Sie den folgenden Lebertee, welchen Sie auch mit dem Nierentee mischen können.

Lebertee

Rezept:

Hb. Chelidonii 50,0
Hb. Cardui benedicti 50,0
Rx Taraxaci 50,0
Fl. Stoechados 50,0
Semen cardui mariae ad 300,0

1 TL pro Tasse mit kochendem Wasser übergießen, 3–5 Stunden ziehen lassen, 3 Tassen pro Tag trinken. Am besten lassen Sie diesen Tee auch über Nacht ziehen.

Und nach dem Fasten empfehle ich eine Ernährungsumstellung.

„Le microbe c'est rien, le terrain c'est tout"
„Die Mikrobe ist nichts, das Terrain ist alles"

(Louis Pasteur)

Milieusanierung durch Ernährungsumstellung

Das Säure-Base-Gleichgewicht

Das Säure-Basen-Gleichgewicht steht im Vordergrund. Blut und Urin haben den gleichen pH-Wert, das Gewebe reagiert gegensätzlich. Wenn das Blut mit seinem pH-Wert leicht im alkalischen Bereich liegt, handelt es sich beim Gewebe bereits um eine massive Übersäuerung. Akute, wie auch chronische Erkrankungen werden stets von einer mesenchymalen Azidose begleitet. Der Blut-pH-Wert ist im alkalischen Bereich erhöht. Daraus entwickelt sich eine niedrigere Abwehr. Auf dem Boden eines entgleisten Stoffwechsels bilden sich akute sowie chronische Erkrankungen. Wenn man die Ernährung umstellt, wie im nächsten Kapitel beschrieben, erreicht man einen ausgeglichenen Säure-Basen-Haushalt.

Es gibt allerdings auch gute Präparate z. B. der Firma sanum, welche unterstützend wirken und nur anfangs ihren Einsatz finden sollten. Es handelt sich um die Basenmischung alkala-"N", welche im Magen-Darm-Trakt Sodbrennen und Blähungen beseitigt, weiterhin Citrokehl, welches der Alkalisierung des Blutes entgegengewirkt. Bei Citrokehl handelt es sich um Acidum citricum (Zitronensäure) in der Potenz D10, D30, D200.

Und ein sehr wirksames Präparat ist weiterhin sanuvis mit L-(+) Milchsäure als Bestandteil. Diese Arznei reguliert den pH-Wert des Blutes und des Gewebes. Acidum L(+)-lacticum liegt in jeder Tablette bzw. in den Tropfen in D4, D6, D12, D30, D200 vor, sanuvis ist in Tropfen, Tabletten und Ampullen erhältlich, in Salbe als sanuvis D1.

Alkala-N wird schluckweise, – 1 Messlöffel Pulver in ½ Tasse Wasser gelöst –, über den Tag verteilt getrunken; oder man macht ein Fußbad von 20–30 Minuten und gibt ½ Esslöffel Pulver ins heiße Wasser. Die Wassertemperatur sollte ca. 37 °C haben.

Bei sanuvis werden 3 x 60 Tropfen eingenommen, bzw. 1–3 x pro Tag 1 Tablette mit ausreichend Flüssigkeit geschluckt. Man kann auch 1–3 x pro Woche 1 Ampulle intramuskulär spritzen.

Citrokehl liegt in Tablettenform, Tropfen und als Injektionslösung vor. Die Dosierung erfolgt nach Anweisung.

Zur Milieusanierung gehört auch die Herdsanierung, Zahnherde und auch andere Herde müssen ausgeschaltet werden, d. h. sowohl wurzelbehandelte als auch tote Zähne müssen entfernt werden. Es findet sich dort die Leptrotrichia buccalis, ein Bacterium, welches auch beim Krebsgeschehen an tumorbefallenen Organen zu finden ist.

Andere Störfaktoren sind: chronische Tonsillitis, chronische Sinusitis, chronische Appendicitis sowie chronische Cholecystitis.

Ernährungsumstellung

Die richtige Ernährung lässt unser Blut, überhaupt unser Körpersäfte, wieder fließen, dies ist enorm wichtig. Wo Fluss ist, gibt es keinen Stau, keine Entzündung, keine Bluteindickung, keine Thromben, und somit keine Gefäßverstopfung. Die Erythrozyten, die in Geldrollen aneinandergelagert und verklebt sind, lösen sich bei entsprechender Ernährung wieder auf und können ihrer Aufgabe, Sauerstoff zu transportieren, wieder gerecht werden. Die Eiweißmast macht unser Blut zähflüssig und fördert die Übersäuerung in unserem Körper. Im Dunkelfeldmikroskop kann man die Geldrollenbildung der roten Blutkörperchen erkennen, unter Eiweiß-Fasten lösen diese sich sofort wieder auf. Ebenso verschwinden andere Merkmale des eingedickten Blutes, nämlich Fillite und Mucor-Symplasten bei Eiweißreduzierung sehr schnell. Unseren Eiweißbedarf sollten wir mit pflanzlichem Eiweiß decken. Wenn man täglich den Frischkornbrei nach Dr. Bruker isst und genügend Salate bzw. Gemüse, nimmt man ausreichend Eiweiß zu sich. Die pflanzlichen Hauptlieferanten für Eiweiß sind das Rohgetreide und Hülsenfrüchte. Sojaprodukte sollten nicht öfter als 2 x pro Woche verzehrt werden. Man muss auch nicht täglich Hülsenfrüchte auf dem Speiseplan haben, in jedem Gemüse ist Eiweiß enthalten. Der Frischkornbrei nach Dr. Bruker ist das Kernstück der vitalstoffreichen Ernährung und soll täglich 1x gegessen werden.

Frischkornbrei nach Dr. Bruker

Rezept:

3 Esslöffel Fünf- oder Sechskornmischung werden mittel bis grob geschrotet, 6 Esslöffel Wasser werden dazu gegeben, anschließend mindestens 5 Stunden quellen lassen, am besten über Nacht. Dann reibt man 1 Apfel und gibt diesen hinzu, zusätzlich **rohes** Obst nach Saison, außerdem 1 Esslöffel Sahne und einige Nüsse, am besten verschiedene Sorten. Die fettlöslichen Vitamine benötigen die Sahne, um ihre Wirkung zu entfalten.

Eine weitere Möglichkeit Rohgetreide in den Speiseplan einzubringen ist das Keimen von Getreide:

Man weicht 3 Esslöffel Bio-Körner, 6-Kornmischung, über Nacht ein, schüttet diese in ein Sieb und spült sie mit frischem Wasser ab und lässt sie anschließend abtropfen. Danach bleiben die Körner 2 Tage im Sieb und werden 2 x täglich mit Wasser überbraust. Am 3. Tag sehen Sie Keimlinge; die gekeimten Körner können Sie dann in Suppen geben, an den Salat oder in Soßen und cremige Nachspeisen. Das gekeimte Korn beinhaltet das Achtfache an Vitaminen gegenüber dem nicht gekeimten.

Und noch eine andere Möglichkeit, wenn Sie Abwechslung wünschen oder wenn es mal schnell gehen soll:

Besorgen Sie sich im Reformhaus oder im Bioladen eine Haferquetsche und rohen Nackthafer (dieser ist spelzenfrei). Der Nackthafer wird mittels Haferquetsche gepresst und sofort nach Zubereitung mit Zutaten wie beim Frischkornbrei verzehrt. Die Zubereitung mit rohem Hafer ist nicht durch Haferflocken zu ersetzen, diese sind erhitzt und enthalten damit viel weniger Mineralien, Spurenelemente und Vitamine.

Eiweißlieferanten

tierischer Art	**pflanzlicher Art**
jedes Fleisch	Getreide
Fisch	Linsen, Bohnen, Erbsen
Meeresfrüchte	Nüsse
Milch	Samen
Ei	jedes Gemüse

Der hohe Eiweißkonsum fördert die Zähflüssigkeit der Körpersäfte, Blut und Lymphe dicken ein, die roten Blutkörperchen werden unbeweglich, starr, kleben zusammen und können sich dann kaum noch durch die kleinen Blutgefäße schlängeln, welche dann verstopfen. Eine **Säurestarre** ist oft die Folge. Die Säurestarre kann in der Folge Gefäße verstopfen und ganz verschließen, so dass Blutgerinnsel einen Schlaganfall hervorrufen. Aber auch die Gefäßwände leiden Schaden, sie werden brüchig, bedingt durch Ablagerungen in den Arterien. Folglich platzen diese, die Gehirnblutung ist die Folge. Weitere Eiweißspeicherkrankheiten sind Hörsturz, Tinnitus, Herzinfarkt und Arteriosklerose. **Nach Dr. Bruker steigen die Herzinfarkthäufigkeit und der Verzehr von tierischem Eiweiß seit 4 Jahrzehnten proportional an.**

Der Genuss von Säugetierfleisch, meist sogenanntes rotes Fleisch, ist streng zu meiden, dies fördert die Übersäuerung im Gewebe. Wenn Sie unbedingt Fleisch essen wollen, dann essen Sie 2 x pro Woche 100gr Huhn oder Pute. Das Brustfleisch vom Huhn ist am besten verträglich.

Meiden Sie Kuhmilch und Kuhmilchprodukte völlig, Sie können Ziegenmilch bzw. deren Produkte auf Ihrem Speiseplan stehen haben, besser aber Hafermilch, Sojamilch, Reismilch oder Dinkelmilch. Sojamilch oder Sojamilchprodukte sollten nicht öfter als 2 x pro Woche zum Einsatz kommen.

Wenn Sie Pudding oder Cremespeisen zubereiten wollen, verwenden Sie Sahne mit Wasser verdünnt. Der Eiweißanteil der Sahne beträgt nur 2,5 % und ist damit zu vernachlässigen. Kuhmilch fördert Heuschnupfen, Allergien, Mittelohrentzündung, Angina tonsillaris, Bronchitis und vor allem Blasenentzündung, kurz: Kuhmilch schwächt die Schleimhäute. Das Blut verklebt, es wird zähflüssig, ebenso dickt die Lymphe ein.

- Quark und Buttermilch sind ungünstig für die Herzkranzgefäße.
- Camembert schädigt Pankreas und Leber sowie die Gallenblase.
- Hartkäse wirkt auf Prostata und den Unterleib ungünstig.
- Muscheln sind sehr schwermetallbelastet.
- Garnelen führen zu Harnsäureerhöhung und in der Folge zu Gichtanfällen.
- Eier sind sehr schädlich, diese entwickeln Gärgase, schwächen das Immunsystem und verkleben die Eileiter. Sie sind bei Menstruationsproblemen oftmals die Ursache. Verwenden Sie statt Eier Eiersatz vom Reformhaus.
- Leben Sie insgesamt streng vegetarisch, Sie müssen sich nicht vegan ernähren, aber meiden Sie Tierprodukte möglichst ganz (Honig ausgenommen). Diese enthalten artfremdes Eiweiß, welches sehr schädlich fürs Immunsystem ist. Butter und Sahne sind erlaubt, der Eiweißgehalt ist ganz gering (2,5 %). Essen Sie viel Frischkost, der Rohkostanteil, an Ihrer gesamten Nahrung gemessen, sollte mindestens 50 % sein. Beim Kochprozess entsteht ein beträchtlicher Vitaminverlust. Vitamin C, E und B12, außerdem Lecithin, Folsäure und Biotin leiden am meisten. Tiefkühlkost gehört zur Frischkost, das Vitamin E ist am empfindlichsten. Insgesamt sind nach 4 Monaten etwa 15 %

der Vitalstoffe verloren gegangen, nach 1 Jahr ca. 55 %. Wenn Sie Ihr Frischgemüse lagern wollen, dann bewahren Sie es bitte dunkel und kühl auf. Ein Salat, der 3 Tage alt ist, beinhaltet nur noch 25 % der Inhaltsstoffe.

- Und noch ganz wichtig: Wärmen Sie nie etwas auf, es sollte alles frisch gekocht gegessen werden.
- Beim Lagern und nochmaligem Erwärmen entwickeln sich nach Wilz erhebliche Schadstoffe.
- Essen Sie nur 2–3 x pro Woche Brot, legen Sie stattdessen eine weitere Gemüsemahlzeit ein.
- Meiden Sie weiterhin alle Arten von Zucker (weißer Zucker, Rohrzucker und Fruchtzucker), es entsteht ein saurer Stoffwechsel. Süßen Sie mit Honig.
- Streichen Sie Weißmehlprodukte aus Ihrem Speiseplan, stattdessen sollen Vollkornprodukte zum Einsatz kommen. Statt weißen Nudeln sollten Vollkornnudeln ohne Ei auf Ihrem Speiseplan stehen; statt weißem Reis sollte Naturreis gegessen werden.

Zu empfehlen ist das Essĕner (Essäer) Brot vom Backmeister Stangl, ein Vollkornbrot nach einem Rezept der Essäer. Vertrieb und Versand von Brot und Spezialitäten mit levitiertem Wasser, Yogi und Ayurvedischen Tees von Golden Temple, Strohmatratzen, Fachliteratur u.v.m.:

Horst Kroeger
Unterkatzbach 3
D-83561 Ramerberg

☎ (08039) 408770, Fax 408771
Mobil: (0172) 9096474

`www.essener-brot.com`

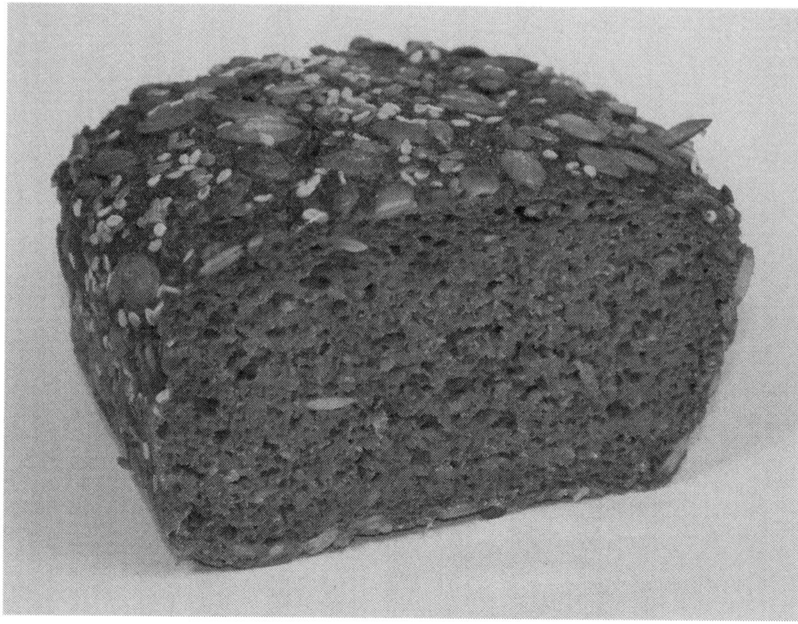

Abbildung 1.1: Quelle: Fritzs (Wikipedia) Essener Brot.

Das lebendige Vollkornbrot, gebacken nach einem Rezept der Essēner (Essäer):

Dieses Brot enthält Weizen, Roggen, Hafer, Dinkel, Hirse, Leinsaat, Sesam, Sonnenblumenkerne und Honig aus biologischem Anbau, außerdem zusätzlich Meersalz. Diese Zutaten werden in levitiertem Wasser zum Quellen gebracht. Nach ca. 12 Std., bevor der Keim zu sehen ist, wird das Quellgut mit einer Flockenwalze gequetscht. Solches Getreide enthält sehr viele Vitamine und Enzyme, da es zum Keimen angeregt wird. Durch weitere spezielle Zubereitung (Sauerteig und wenig Hefe) entsteht überwiegend rechtsdrehende Milchsäure und keine Essigsäure. Dies wirkt der Übersäuerung, unter der wir alle leiden, entgegen.

Und ganz wichtig: Trinken Sie niemals Bohnenkaffee, Schwarztee oder Grüntee, dies sind Gefäßgifte. Durchblutungsstörungen, Blutdruckschwankungen, Migräne und TIA sind die Folge.

Und nun eine Zusammenfassung der Nahrungsmittel und Anwendungen, die der Säurestarre entgegenwirken, die Alkalose im Blut fördern und somit die Abwehr fördern. Die Gefahr für akute und vor allem chronische Erkrankung sinkt.

- Ananas (-saft), Äpfel mit Schale, Knoblauch, Bärlauch, Ginseng, jede Frischkost (Nüsse, Salate, Obst, Rohgetreide), NONI-Saft, Schwarzkümmelöl, Borretschöl-Kapseln, Vitamin C, Gingko-Präparate, Aderlässe.
- Ganz wichtig! Trinken Sie täglich 1½ Liter Leitungswasser; dies sollen Sie vor dem Genuss 20 Minuten köcheln und etwas Ingwer zugeben. Das Wasser wird über den Tag verteilt getrunken.

Liste basenüberschüssiger Lebensmittel:

Kartoffeln, am besten Pellkartoffeln, Obst, alle Salate, rohes Sauerkraut, saure Bohnen, Kastanien, Petersilie, Schnittlauch, Kümmel, Senf, Pfeffer, Paprika, saure Gurken, Zitronen, säuerliches Obst und Ziegenmilch.

Diese Nahrungsmittel enthalten organische Säuren, welche zu Kohlensäure abgebaut werden und ausgeatmet werden. Der Basenanteil bleibt zurück.

Auch unsere Öle sollten wir sorgfältig auswählen. Bei den nativen Pflanzenölen bleiben Vitamine, essentielle Fettsäuren und Enzyme weitgehend erhalten, dies liegt am Herstellungsprozess.

Auflistung der einzelnen Öle:

- **Olivenöl:** reich an ungesättigten Fettsäuren, nicht erhitzen, nur für Rohkostsalate verwenden
- **Sesamöl:** reich an ungesättigten Fettsäuren, cholesterinsenkend, nur für Rohkostsalate, nicht erhitzen.
- **Weizenkeimöl:** reich an Vitamin E, für Salate, nicht erhitzen.

- **Rapsöl:** lang haltbar, reich an ungesättigten Fettsäuren, zum Braten geeignet.
- **Sonnenblumenöl:** reich an ungesättigten Fettsäuren, zum Dünsten und für Salate, nicht zum Braten.
- **Leinöl:** nur einige Wochen haltbar, reich an Alpha-Linolen-Säuren und 3-fach ungesättigten Fettsäuren, cholesterinsenkend, für Salate verwenden, nicht erhitzen.
- **Hanföl:** reich an 2-fach ungesättigten Fettsäuren, enthält bis zu 2 % Gamma-Linolensäure, nur für Salate geeignet, nicht erhitzen.
- **Erdnussöl:** reich an einfach ungesättigten Fettsäuren, nur hochvorerhitzt im Handel erhältlich, zum Dünsten und Braten gut geeignet.

Und unsere Kräuter sollten wir nicht vergessen, diese **sind basisch**, meist reich an Vitamin C und beeinflussen unseren Stoffwechsel günstig; denken wir an: Basilikum, Bohnenkraut, Beifuß, Borretsch, Dill, Kerbel, Sauerampfer, Gartenkresse, Schnittlauch, Petersilie, Salbei, Zitronenmelisse, Estragon und Majoran.

Und nicht vergessen: Legen Sie jede Woche einen Fastentag ein, eventuell zusätzlich einen Rohkosttag. Dies wirkt sich sehr günstig auf den Organismus aus, es wirkt der Übersäuerung und damit der Verklumpung des Blutes entgegen, da die Eiweißspeicher entleert werden. Chronischen Krankheiten wird jeglicher Boden entzogen, auch akute Erkrankungen werden seltener.

Bewegung an der frischen Luft – Ausdauertraining

Anstrengende Bewegung in frischer Luft wirkt stark durchblutungsfördernd, die Lymphe wird durchwalkt. Überschüsse von Tiereiweiß werden abgebaut, die Harnsäure und die Blutfettwerte werden gesenkt. Folglich wird das Gewebe besser mit Sauerstoff versorgt.

Durch Muskelarbeit in frischer Luft wird eine Entgiftung über die Ausscheidungsorgane erzielt, das aktive Schwitzen ist ein wesentlicher Aspekt hierbei. Durch die Ausscheidung der Schlackenstoffe über die Haut entsäuert der Körper, der Blutstrom und die Lymphe kommen besser in Fluss. Wo die Körpersäfte fließen, gibt es keinen Stau, keine Entzündung, keine Eindickung von Blut bzw. Lymphe und somit keine Gefäßverstopfung. Die meisten Krankheiten gehen mit einer Übersäuerung einher, dieser wirkt das aktive Schwitzen entgegen, welches bei anstrengender Bewegung in frischer Luft stets entsteht. Die Ausscheidung von Stoffwechselsäuren lässt unseren Urin dann wieder basisch werden, was unbedingt erstrebenswert ist.

Der Dyskrasie, der fehlerhaften Zusammensetzung der Körpersäfte, wirkt der Sport in frischer Luft entgegen, somit hilft dieser, viele chronische Krankheiten zu verhüten. Die körperliche Betätigung in frischer Luft wirkt der Stase – der Stagnation des Bewegungsapparates – entgegen, sogar die Tätigkeit des Darmes wird angeregt, Blut und Lymphe fließen besser, der Nährstofftransport im Körper wird ebenso angekurbelt. Jeder Marsch von mehreren Stunden kann mit einer Blutwäsche verglichen werden. Somit wirkt der Sport in frischer Luft dem Herzinfarktrisiko, dem Schlaganfall und anderen Gefäßerkrankungen entgegen.

Migräne und Tinnitus verschwinden meist ganz.

Die Blutzuckerwerte bei Diabetikern sinken.

Das Tumorwachstum wird durch anstrengende Muskelarbeit gebremst. Durch Muskelarbeit in der frischen Luft wird die rechtsdrehende Milchsäure produziert, diese aktiviert die Zellatmung enorm, dem Wachstum von Krebszellen wird massiv entgegengewirkt. In der USA beweisen Studien, dass das Krebsrisiko durch Sport in der frischen Luft sinkt.

Die Horvi-Enzym-Therapie (HET)

Die Therapie mit Horvi-Präparaten ist eine Enzym-Therapie, entwickelt von Dr. Waldemar Diesing (1902–1992). Ihm gelang die Reinigung bzw. Enteiweißung tierischer Rohgifte von Schlangen, Spinnen, Skorpionen, Kröten und Salamandern.

Der Wirkkomplex im Tiergift macht 15 % aus, der Rest ist Eiweiß und dies macht die Nutzung normalerweise unmöglich. Trotz Enteiweißung blieb der Enzym-Wirkkomplex unangetastet und wird bei der HET (Horvi-Enzym-Therapie) als Naturpräparat ganzheitlich eingesetzt.

Es handelt sich um eine ganzheitliche Therapie auf naturheilkundlicher Basis. Die HET basiert zu 75 % auf echter Heilung durch die Horvi-Enzyme, enthalten in den Präparaten, und zu 25 % auf Wirkverstärkung durch Anstoßen körpereigener Heilungskräfte.

Die Horvi-Enzym-Therapie kann akut und prophylaktisch eingesetzt werden und ist sehr gut kombinierbar mit anderen Naturheilverfahren und Homöopathie.

Kontraindikationen

Ich bitte Sie, in folgenden Fällen von der Horvi-Enzym-Therapie Abstand zu nehmen:

Erhalten CA-Patienten monoklonale Antikörper

- der Maus (Herceptin = Mäuseeiweiß),
- Maus/Mensch (Mabthera = Mäuse- u. Humaneiweiß),
- Avastin – AK (Eizelle des chin. Hamsters),
- andere monoklonale AK,

so dürfen keine Horvi-Enzym-Präparate eingesetzt werden. Sie bleiben darunter nicht nur wirkungslos, es besteht zudem das Risiko eines anaphylaktischen Schocks, der allein auf die monoklonalen AK zurückzuführen ist (worauf die Hersteller dieser monoklonalen AK in ihren Nebenwirkungen hinweisen). Selbst nach Absetzen können diese Antikörper bis zu 24 Wochen im Blut bleiben.

Zur Erklärung:

Die Horvi-Enzym-Präparate werden aus enteiweißten tierischen Rohgiften hergestellt (1,8–2 % Resteiweißanteil). Da es sich bei den monoklonalen Antikörpern um Eiweiße handelt, ist es nachvollziehbar, dass man bei der Verabreichung der Horvi-Enzym-Präparate nicht wieder Eiweiß zuführen darf.

Zudem erbrachte Dr. Diesing bei der Entwicklung der Horvi-Enzym-Präparate vor über 70 Jahren bereits den Nachweis, dass die Erfolge bei Krebserkrankungen nicht auf den Eiweißen beruhen.

Wird bei Krebspatienten eine Chemotherapie wöchentlich verabreicht, sind die Behandlungsintervalle zwischen den Chemozyklen und der HET zu kurz, um ihr dann noch eine reelle Chance für eine positive Wirkung zu geben.

Bitte berücksichtigen Sie: In folgenden Fällen ist die HET hingegen indiziert, d. h. Krebspatienten sprechen gut auf eine Behandlung an:

Wird eine Chemotherapie mit den herkömmlichen Zytostatika eingesetzt, die in 2- bis 3-wöchigen Zyklen läuft, kann (sollte) eine Horvi-Enzym-Therapie in den Behandlungsintervallen der Chemo verabreicht werden. Lediglich an den Chemotagen werden die Horvi-Injektionen ausgesetzt.

Da den herkömmlichen Zytostatika jedoch immer wieder monoklonale Antikörper beigemischt werden, sollte in solchen Fällen keine Horvi-Enzym-Therapie eingesetzt werden.

Auch zu Bestrahlungen kann (sollte) eine Horvi-Enzym-Therapie parallel laufen!

Die Ozon-Therapie

Ozon (O_3) ist Sauerstoff in „aktivierter" Form, bei seinem Zerfall entsteht „Sauerstoff in statu nascendi". Dieser ist sehr reaktionsfreudig und wird medizinisch bei vielen Erkrankungen sowohl zur Vorsorge als auch zur Behandlung und Nachbehandlung eingesetzt. Es geht hierbei um eine Reiztherapie. Es gibt verschiedene Anwendungen, z. B. die Beutelbegasung bei Ulcus cruris, Ekzem, Mykosen, bakteriellen Infektionen, dann gibt es die Ozoncreme und das ozonierte Olivenöl als Antimykotikum und ebenso zur Wundbehandlung bei Brandwunden geeignet etc., weiterhin gibt es das Ozonwasser für Vaginalspülungen bei Mykosen und sonstigen Infektionen. Es wird eingesetzt für Blasenspülungen, zum Gurgeln bei Infektionen im Mund, zum Trinken bei Colitis. Außerdem gibt es die intracutane und intramuskuläre Injektion. Die „kleine Eigenblutbehandlung" ist hauptsächlich zur Umstimmung geeignet. Dabei wird Ozon mit Blut verschüttelt (ca. 10 Sek.) und anschließend in den Gesäßmuskel reinjiziert.

Die intraarterielle Ozongabe wird hauptsächlich bei Verschlusskrankheiten der Arteria femoralis, Arteria poplitea, bei diabetischer Gangrän und bei Ulcus cruris eingesetzt. Man sticht mit einer Kanüle Nr. 18 in die Arteria femoralis, injiziert 1–2 ml eines Lokalanaesthetikums (Procain), anschließend wird Ozon, etwa 5 ml injiziert bei einer Konzentration zu Beginn der Behandlung von 10 ug/ml, danach wird gesteigert bis auf 20 ml mit einer Konzentration von 10–30 µg. Bei Durchblutungsstörungen wird meist eine Häufigkeit von 2x/Woche angestrebt. In schweren Fällen wird das Ozon bis zu täglich injiziert, insgesamt 10–20x. Der Patient bleibt nach der Injektion einige Minuten liegen, evtl. bis zu $\frac{1}{4}$ Stunde, je nach Konstitution.

Die intraartierelle Ozongabe habe ich bei peripheren Durchblutungsstörungen häufig eingesetzt, auch bei diabetischer Gangrän, meist mit gutem Erfolg.

Die meist angewandte Form der Ozongabe war in meiner fast 40-jährigen Praxis allerdings die „Große Eigenblutbehandlung" bei coronaren Durchblutungsstörungen, zur Herzinfarktprophylaxe, zur

Schlaganfallverhütung und Hörsturzprophylaxe. Die Sauerstoffversorgung wird zerebral sowie peripher gesteigert, der Arteriosklerose wird im Zusammenhang mit Eiweißfasten vorgebaut. Auch die kleinen Gefäße, z. B. die der Netzhaut und der Niere, werden besser durchblutet.

Die Durchführung der „Großen Eigenblutbehandlung" nach Wolff

Aus der Armvene werden 100–120 ml Blut in eine Vakuum-Flasche entnommen. Man gibt 10 ml Natriumcitrat dazu, um das Blut ungerinnbar zu machen, dann kommt das Ozongas dazu, die Menge richtet sich nach dem Krankheitsbild. Das Ozon-Blutgemisch wird verschüttelt, bis das Blut hellrot ist. Es wird dann sofort reinfundiert. Als Prophylaxe gegen Herzinfarkt, Schlaganfall, Thrombose, Hörsturz usw. wählen wir eine Dosis zwischen 1000–3000 µg. 2x/Woche wird die „Große Eigenblutbehandlung" durchgeführt, insgesamt meist 10x, dies 2x/Jahr. Es kommt auf die Konstitution des Patienten an und ist abhängig vom Krankheitsgeschehen.

Wirkungsmechanismus: Bei allen Ozonanwendungen erfolgt eine Umstimmung durch den Reiz, der gesetzt wird, dadurch, dass Blut ins Gewebe gegeben wird, entweder subcutan, intramuskulär, etc.

Ozon hilft bei Arteriosklerose, Hypertonie, erniedrigten Sauerstoffwerten, KHK, Zustand nach Herzinfarkt, Durchblutungsstörungen jeder Art (Migräne, Hörsturz, Netzhautschäden), und sogenanntes dickes Blut, bedingt durch Vermehrung der roten Blutkörperchen, wird wieder flüssiger. Durch Ozon erfolgt eine Verbesserung der Beweglichkeit der Erythrozyten, eine Erhöhung der elektrischen Ladung roter Blutkörperchen, eine Senkung des Hämatokritwertes. Die Erythrozytenzusammenballung wird verringert, bei der Dunkelfeldmikroskopie sieht man, wie sich die Geldrollenbildungen der Erys nach Ozongaben auflösen, der Organismus wird wieder besser mit Sauerstoff versorgt. Der pO_2 in den Arterien steigt an, in den Venen sinkt dieser ab. Das Fibrinogen wird verringert, die Thombozystose verschwindet, die Thrombozytenaggregation wird aufgelöst, kurz:

die Fließeigenschaft des Blutes wird optimiert. Dadurch wird die Sauerstoffutilisation verbessert, der Übersäuerung des Gewebes wird entgegengewirkt, der pH-Wert steigt wieder an, die Blutzirkulation in den kleinen Gefäßen wird verbessert, Netzhautschäden und Nierenerkrankungen wird vorgebeugt.

Die Hämatogene Oxidationstherapie (HOT)

Bei der Hämatogenen Oxydationstherapie (HOT) wird aus der Armvene 60–100 ml Blut entnommen und ungerinnbar gemacht. Durch Zugabe von medizinischem Sauerstoff entsteht eine Aufschäumung des Blutes, dies wird dann etwa 10 Minuten lang an einer Quecksilberlampe vorbeigeleitet. Die Aufschäumung dient der Oberflächenvergrößerung der einzelnen Erys und damit der besseren Sauerstoffaufnahme. Danach erfolgt die Re-Infusion von etwa 10 Minuten. Insgesamt dauert die Behandlung 30–40 Minuten une findet 1–3x/Woche statt. Eine Serie HOT bedeutet ungefähr 8 Sitzungen. 2x/Jahr, meist im Frühjahr und Herbst kommen die Serien zum Einsatz. Dies gilt, wenn es sich um Prophylaxen von Erkrankungen handelt. Bei bestehenden Krankheiten richtet sich die Dosierung nach der Art der Erkrankung und auch der Konstitution des Patienten.

Sauerstoffmangelzustände werden bei der HOT sowie bei der Ozonbehandlung therapiert, die Verbesserung der Fließeigenschaft des Blutes ist mit der durch Ozongabe vergleichbar. Ich habe in meiner Praxis bei chronischen Erkrankungen und Zirkulationsstörungen der kleinen Gefäße (Netzhaut, Niere) dem HOT den Vorzug gegeben, ebenso bei Migräne.

In akuten Fällen, wenn es mehr um die großen Gefäße ging, habe ich eine Serie Ozon angesetzt. Bei dickem Blut und Stoffwechselentgleisungen – erhöhte Lipidwerte und Blutzuckeranstieg – bringen beide Therapien gute Erfolge.

Die sanum-Therapie unter Einbeziehung der Dunkelfeld-Mikroskopie

nach Prof. Enderlein

Die Behandlung mit sanum Arzneimitteln geht auf Prof. Enderlein zurück, er lebte zu Beginn des 20. Jahrhunderts. Er beschrieb, dass im Blut Mikroben existieren – durch die Dunkelfeldmikroskopie sichtbar gemacht –, welche am Immunsystem beteiligt sind und vor allem für die Durchblutung, den Blutfluss, verantwortlich sind. Nach Prof. Enderlein ist das Milieu ausschlaggebend, ob ein Organismus Selbstheilungskräfte entwickeln kann, die dann die Krankheit besiegen oder nicht. Ein ausgewogenes Säure-Base-Gleichgewicht ist für einen gesunden Organismus unentbehrlich, Schwankungen des pH-Wertes im Blut in den alkalischen Bereich haben im Gewebe eine massive Übersäuerung zur Folge, diese fördert alle Zivilisationskrankheiten wie Rheuma, Diabetes mell., Hypertonie, Parodontose, chron. rez. Infekte, usw. Die Ursache für die Übersäuerung ist in der Eiweißmast zu suchen, außerdem ist der hohe Zuckerkonsum und der hohe Anteil an Weißmehl dafür verantwortlich. Eiweißreduzierung und Einschränkung von Zucker und Weißmehl tragen viel dazu bei, den gestörten Stoffwechsel wieder in Ordnung zu bringen.

Die sanum-Therapie ist eine Milieu- und Regulationstherapie. Zur Wiederherstellung des intakten Säure-Base-Gleichgewichts umfasst die sanum-Therapie 3 Präparate.

Als Erstes möchte ich alkala „N" nennen, es handelt sich um ein Basenpräparat, was die Übersäuerung zusammen mit der Ernährungsumstellung ausgleichen soll. Sobald die Ernährung der Patienten erfolgreich umgestellt ist, versuche ich, alkala „N" abzusetzen. Alkala „N" ist ein Pulver, es ist auch als alkala „T" (Tabl.) in der Apotheke zu beziehen.

Ein weiteres Mittel gegen die Übersäuerung ist sanuvis, welches Acidum L(+)-lacticum in verschiedenen Potenzen beinhaltet. Es sind niedere Potenzen D4 + D6, als mittlere Potenz D12 und auch 2 hohe

Potenzen D30 + D200 zur Ausleitung toxischer Milchsäure enthalten. Sanuvis habe ich in meiner Praxistätigkeit häufig eingesetzt, die Fließeigenschaft des Blutes wird verbessert, es wirkt der Alkalose entgegen. Sanuvis ist als Tropfen, Tabletten, Salbe und in Ampullenform in Apotheken erhältlich.

Störungen im Säure-Basehaushalt können auch erfolgreich mit Citrokehl, der Zitronensäure in verschiedenen Potenzen behandelt werden. Es ist für die Zellatmung ein sehr gutes Präparat. Dies ist in Ampullen, Tropfen und Tabletten erhältlich.

Bei der Dunkelfeldmikroskopie handelt es sich um eine andere Lichtbrechung, das Präparat wird nicht angefärbt. Aus der Fingerbeere wird ein Tropfen Blut entnommen.

Sehr schnell, ohne Wartezeit, kann das Blut untersucht werden, die Übersäuerung des Bindegewebes, die Sauerstoffsituation, das Schlaganfall- und Herzinfarktrisiko und die Funktionsfähigkeit bzw. die Belastungen der einzelnen Organe werden untersucht. Das Immunsystem mit seinen Schwächen und Stärken kann im Sofortbild und anschließend 3 Tage lang überprüft werden. Dadurch wird eine kausale, ganzheitliche Behandlung garantiert.

Vitamin C Behandlung nach Harald Krebs

Vitamin C ist für die Abwehrbereitschaft des Körpers ein sehr wichtiger Baustein, für die Biosynthese des Kollagens und damit für die Funktion des Bindegewebes. Die Entwicklung der Knochen, der Muskulatur und der Gefäße wird durch Vitamin C gefördert. Vitamin C ist ein Gefäßschutz, es wirkt gefäßabdichtend.

Bei sklerotischen Gefäßprozessen, wie z. B. Zerebralsklerose, ischämischen Prozessen, welche man auch bei Augenerkrankungen beobachtet, zeigt der Einsatz von Vitamin C hochdosiert in Form von Infusionen hervorragende Ergebnisse. Beim Katarakt muss man auf die ausreichende Versorgung der Augen mit Vitamin C achten, da die Konzentration von Vitamin C im Kammerwasser der Augen etwa 25-mal höher als im Blutplasma ist.

Harald Krebs, Heilpraktiker, Autor vieler naturheilkundlicher Bücher, empfiehlt Kuren von 4 Wochen, 3x pro Woche, anfangs mit 15 gr Vitamin C Pascoe, ab der 2. Woche mit 30 gr Vitamin C Pascoe.

Beim Glaukom gehen die erhöhten Augendruckwerte mit Vitamin C erheblich zurück, sie verringern sich oftmals auf die Hälfte.

Bei sämtlichen Alterungsprozessen der Gefäße – wie sie bei den Augenkrankheiten vorkommen – gilt das nachfolgende Infusionsschema. Auch bei der Conjunktivitis viral, bakteriell oder allergisch bedingt helfen Vitamin C Infusionen.

Ich konnte mich vom Erfolg dieser Therapie in der Praxis von Harald Krebs während einer Hospitation überzeugen.

Therapieschema für Vit.-C Pascoe Infusionen

	1. Woche	2. Woche	3. Woche	4. Woche	5. Woche
MO	250 ml Nacl + 15 g VitC	250 ml Nacl + 15 g VitC	250 ml Nacl + 15 g VitC	250 ml Nacl + 15 g VitC	
DI			Pause		
MI		250 ml Nacl + 15 g VitC	250 ml Nacl + 15 g VitC	250 ml Nacl + 15 g VitC	250 ml Nacl + 15 g VitC
DO			Pause		
FR	250 ml Nacl + 15 g VitC	250 ml Nacl + 15 g VitC	250 ml Nacl + 15 g VitC	250 ml Nacl + 15 g VitC	
SA	Pause	Pause	Pause	Pause	Pause
SO	Pause	Pause	Pause	Pause	Pause

Bei folgenden Erkrankungen ist Vitamin C kontraindiziert: Hyperthyreose, Netzhautblutungen, Patienten, die Nierensteine, vor allem Oxalatsteine in der Anamnese hatten und auch während einer Antikoagulanzien-Therapie.

Der Aderlass, die Blutegeltherapie, das Schröpfen

Aderlass

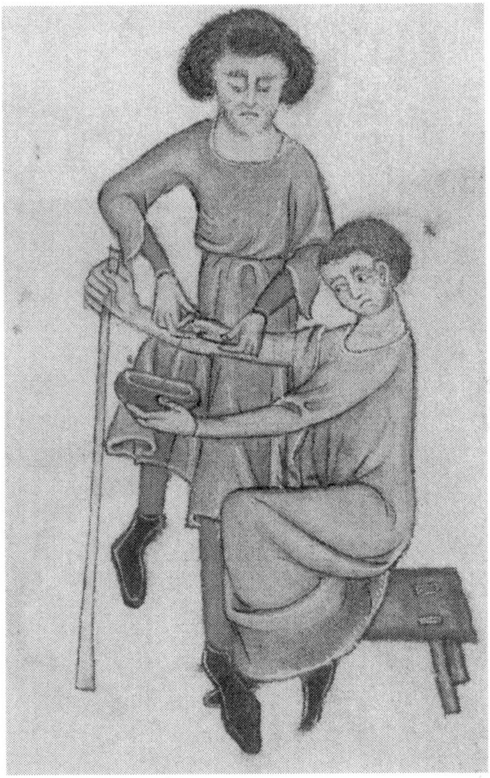

Aderlass. England, 14. Jahrhundert. Miniatur aus dem Luttrell-Psalter. London Britisches Museum Add. Ms. 42130

Der Aderlass gehört zu den ältesten Naturheilmethoden überhaupt, er wird eingesetzt, um das Blut wieder flüssiger zu machen, um den Hämatokrit-Wert zu senken. Die Sauerstoffutilisation wird verbessert. Der Aderlass wird an vielen Körperstellen angewandt, z. B. an den Beinvenen, in der Kniekehle und hauptsächlich an den Armvenen. Eiweißüberschüsse werden abgebaut; der Aderlass wirkt entschlackend und heilend. Er wird eingesetzt bei Hypertonie, Angina pectoris, Bluteindickung, Fettstoffwechselstörungen, Rheuma, Gicht; er wirkt krampflösend und fiebersenkend, außerdem schmerzlindernd.

Ich habe diesen oft vorbeugend gegen Herzinfarkt, Apoplexie, Thrombosen und Arteriosklerose eingesetzt. Die Häufigkeit der Blutentziehung und die Blutmenge hängen von der Konstitution des Patienten ab und auch von der Art der Erkrankung.

Blutegeltherapie

Die Wirkung der Blutegeltherapie beruht einerseits auf der Blutentziehung, die dem Aderlass gleicht, aber gleichzeitig sondert das Tier ein Sekret ab, welches geschätzt 2000 Bestandteile enthält, die allerdings längst nicht alle identifiziert sind.

Der bekannteste Bestandteil ist das Hirudin, ein Protein, das gerinnungshemmend wirkt, außerdem Eglin, Hyaluonidase, Apyrase, Kollagenase, um einige zu nennen. Die Blutegeltherapie wirkt gerinnungshemmend, lymphstrombeschleunigend, antithrombotisch, immunisierend, krampflösend, schmerzlindernd.

Diese Therapie wird eingesetzt bei Herz-Kreislaufbeschwerden, bei dickem Blut, Arthrosen, rheumatischen Erkrankungen, Hämatomen, Prellungen, Tinnitus, Hörsturz, Ischialgie usw.

Die Haut des Patienten wird mit Wasser gereinigt, ohne Seife oder Duftstoffe. Die Tiere werden in ruhiger Atmosphäre in abgedunkelter Umgebung angesetzt, fallen dann nach ½–1½ Stunden von allein ab, dann bluten die Bissstellen noch viele Stunden nach. Die Blutung soll nicht gestoppt werden, Saugkompressen nehmen die Blutung auf. An der Bissstelle kann eine Rötung auftreten, die mit Notakehl-Salbe, Rescue-Salbe, Traumeel-Salbe, Fenistil-Salbe oder Eigenurin wieder verschwindet.

Cave: An der Bissstelle kann bei sehr empfindlichen Patienten eine kleine Narbe zurückbleiben. Versorgen Sie die Bissstelle mit Rescue Salbe sowie Mucokehl D3 Salbe.

Das blutige und unblutige Schröpfen

Das Schröpfen ist ebenso eine Aus- bzw. Ableitungsmethode. Es hat sich in meiner Praxis bei sämtlichen klimakterischen Beschwerden, auch bei Depressionen, sehr bewährt. Die Vorzugsstelle ist auch hier wieder der 5. LW.

Beim blutigen Schröpfen verwendet man ein Hämostilett, damit werden durch Einstiche in die Haut Hautpartien über dem Schmerzorgan geöffnet, dann werden die Schröpf-Gläser über den Einstichen aufgesetzt, diese füllen sich zu $\frac{1}{4}$–$\frac{1}{3}$ mit Blut, welches über den geöffneten Hautpartien austritt. Das Immunsystem wird angeregt. Der Reiz ist enorm.

Beim Trockenschröpfen werden die Schröpf-Gläser erhitzt und über der schmerzenden Stelle oder über der speziellen Reflexzone, die

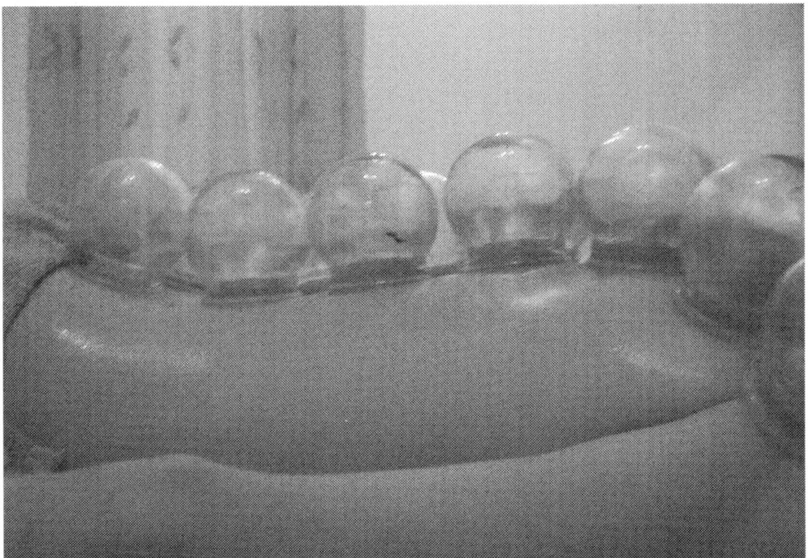

© Wikipedia: quatro.sinko. Schröpfen

dem inneren Organ zugeordnet ist, aufgesetzt. Auch hierbei ist die Wirkung auf das Immunsystem sehr groß.

Hypnose als Begleitbehandlung bei Grünem Star (Glaukom)

Der Bewusstseinszustand, welcher während der Hypnose verändert ist, ist durch eine tiefe Entspannung gekennzeichnet. Man ist offen für Fremdeinflüsse. Ruhe und Entspannung sind die Voraussetzung für das Wirken der Selbstheilungskräfte. Und diese werden während der Hypnose massiv angeregt. Deshalb hilft die Hypnose nicht nur bei Schmerzen jeglicher Art, sondern auch bei Asthma, beim Reizdarm, bei Hautausschlägen, bei Heuschnupfen, Suchterkrankungen, sogar bei Krebs.

Hypnose ist mittlerweile als eine wirksame Heilmethode bei vielen Problemen anerkannt. In den folgenden Kapiteln wird die Hypnose-Therapie zur Schmerzsbekämpfung eingesetzt. Ein paar Hypnose-Sitzungen helfen besser als jede Schmerztablette.

Bei Heuschnupfen wird die Hypnose auch als eine wirksame Hilfe vorgestellt. Unter Hypnose lernt der Patient sein Immunsystem so zu steuern, dass dieses sich an den auslösenden Reizstoff gewöhnt und ihn nicht mehr als fremd einstuft.

Neuraltherapie nach Huneke

Die Neuraltherapie geht auf die Brüder Dr. Ferdinand und Dr. Walter Huneke zurück, welche im 20. Jahrhundert lebten. Die Neuraltherapie ist eine Regulationstherapie. Auch hier werden wieder die Selbstheilungskräfte mobilisiert. Aber auf welche Weise geschieht dies bei dieser Behandlung? Über das vegetative Nervensystem erreicht man durch Injektion eines Lokalanaesthetikums, Procain bzw. Lidocain, durch Fernwirkung eine oftmals lebenslange Heilung. Eine Selbstheilung wird auf diese Weise in Gang gesetzt. Heute verwendet man Impletol, Coffein ist hierbei dem Procain zugesetzt. Die Fernwirkung des Anaesthetikums kann sich im ganzen Körper abspielen.

Dr. Ferdinand Huneke spritze 1925 seiner Schwester, welche an therapieresistenter Migräne litt und viele Sondermethoden aus der Komplementärmedizin versucht hatte, eine Ampulle Atophanyl intravenös. Die Migräne war augenblicklich auf Dauer geheilt.

Die Neuraltherapie wurde von den Brüdern Huneke weiterentwickelt.

Man unterteilt die Neuraltherapie in eine Segmenttherapie und eine Störfeldtherapie:

Bei der Segmenttherapie nutzt man den Zusammenhang zwischen inneren Organen und deren Projektion auf die Haut. Die Gallenblase erreicht man, wenn man z. B. eine Quaddel in die Haut über der rechten Schulter setzt. Die rechte Schulter steht über Nerven mit der Gallenblase in Verbindung, bei Patienten, welche an einer Gallenblasenentzündung leiden, strahlt die Gallenblase in die rechte Schulter und die Patienten hatten oftmals nur Schulterbeschwerden. Nach Setzen der Quaddel in die Haut über der rechten Schulter verschwinden die Galleschmerzen oft augenblicklich. Das vegetative Nervensystem ist hierbei der Dreh- und Angelpunkt.

Über eventuelle Komplikationen wird jeder Patient von seinem Neuraltherapeuten aufgeklärt. Jeder Neuraltherapeut hat eine lange, oft 2-jährige Ausbildung absolviert.

Die homöopathische Behandlung unter Einbeziehung der chronischen Miasmen

Homöopathische Konstitutionsmittelsuche

Der Arzt Samuel Hahnemann (1755–1843) begründete eine neue, einzigartige Heilmethode. Diese heilt nach dem Ähnlichkeitsprinzip – sanft und anhaltend. Dabei wird Ähnliches mit Ähnlichem geheilt. Das heißt, dass eine Substanz, die beim Gesunden Krankheitssymptome verursacht, gleichzeitig beim kranken Menschen dieselben Symptome heilt.

Dabei wirkt die Substanz in potenzierter Form, sie wird verdünnt und verschüttelt. Z. B. ist Coffea arabica eine Arznei gegen Schlaflosigkeit, natürlich in verdünnter Form, in D30 bzw. D6 oder auch sehr hoch verdünnt. Oder Apis mellifica, die Honigbiene, ist ein Mittel gegen Bienenstiche. Nun gibt es unter der Vielzahl der homöopathischen Arzneien jeweils das dem kranken Menschen ähnlichste Mittel, das Similimum, auch Konstitutionsmittel genannt oder Typenmittel, und dies gilt es herauszufinden. Es beeinflusst Körper, Geist und Psyche gleichzeitig und heilt anhaltend. Außer seinem Similimum braucht der Patient im Laufe des Lebens noch weitere Mittel, diesmal Simile genannt (ähnlich).

So sind bspw. geeignete Arzneien zur Vermeidung und Heilung von Krebs:

Arsenicum album, Aurum metallicum, Lachesis muta, Crotalus horridus, Arnica montana, Hekla lava, Strontium carbonicum, Apis mellifica, Phytolacca, Spongia, Phellandrium aquaticum, Thuja occidentalis, Hydrastis canadensis, Carbo animalis, Calcium fluoratum, Conium maculatum, Natrium muriaticum, Radium bromatum, Hoang nan, Kreosotum, Asterias rubens und Carbo vegetabilis.

Die passende Arznei wird je nach Arzneimittelbild ausgewählt.

Die miasmatische Behandlung – Die Lehre der Beziehung von Krankheiten untereinander

Hahnemann beobachtete, dass Beschwerden, Symptome und Krankheiten trotz gut gewähltem Konstitutionsmittel immer wieder kamen, manchmal nach Monaten oder Jahren. Er benötigte vier Jahre, nach jeweils gründlich erhobener Familienanamnese, um sich seiner Erkenntnis sicher zu sein, dass jeder von uns eine tiefe krankmachende Schwäche in sich trägt und zwar seit Geburt, welche anfällig macht gegen bestimmte Krankheiten. Diese Schwäche nannte er Miasma, deren Wurzel bei den Vorfahren zu suchen ist. Sie hatten auch schon dieses Miasma, nur die Symptome – die Krankheiten – waren oftmals andere, sie stehen aber in Beziehung untereinander. Die **Lehre der Beziehung von Krankheiten untereinander** ist enorm wichtig und geht auf Hahnemann zurück.

Hahnemann stieß auf 3 Miasmen während seiner 12-jährigen Forschung. Das erste Miasma ist die **Psora** oder das psorische Miasma, das zweite die **Sykosis** bzw. das sykotische Miasma, und das dritte das syphilitische Miasma, die **Syphilis**.

Das **psorische Miasma**, die Psora, ist die Ursache aller Krankheiten überhaupt, egal um welche Ausdrucksform es sich akut handelt. Unter der Psora – „dem tausendköpfigen Ungeheuer" – leiden wir alle, mehr oder weniger.

Fast alle Menschen sind auch durch andere Miasmen belastet, so ist zusätzlich entweder die **Sykosis** Ursache weiterer Erkrankungen, oder auch das **syphilitische Miasma**, manchmal auch beide oder auch das **tuberkulinische Miasma**.

Als viertes Miasma kam später, nicht mehr zu Hahnemanns Zeiten, das **tuberkulinische Miasma** hinzu. Es ist eine Verschmelzung vom psorischen und syphilitischen Miasma, deswegen geht es indirekt doch auf Hahnemann zurück. Auch davon sind viele Menschen infiziert.

Wir können dem Patienten nur wirklich Hilfe leisten, wenn wir eine miasmatische Behandlung anbieten. Jedes Miasma hat seine ganz eigenen Symptome samt der dazu gehörigen Arzneien. Beim **psorischen Miasma** handelt es sich oft um eine gutartige Entzündung, um funktionelle Störungen, einer Herzneurose oder Hypertonie.

Diabetes ist auch ein Thema.

Symptome der Sykose sind Wucherungen, z. B. Warzen, Polypen, Hämangiome und Hühneraugen. Exostosen, Steinleiden, Gicht und das Aneurysma erinnern an das sykotische Miasma. Jede Organvergrößerung weist auf die Sykose hin. Anämie, Prolaps, Hernien, Hämorrhoiden und Hypolipidämie sowie Hypoglykämie sind Themen der Sykose.

Beim **syphilitschen Miasma** herrscht die Zerstörung vor. Fisteln, chronische Eiterungen, Gangrän, Herzinfarkt, Krebs, Missbildungen wie Sattelnase, Klumpfuß, Gaumenspalte und angeborene Herzfehler weisen auf die Syphilis hin. Schwerste Drogensucht ist ein Thema des syphilitischen Miasmas.

Die folgenden **Symptome der Tuberkulinie** sind führend: Veränderlichkeit in allen Lebensbereichen, z. B. häufigen Berufs- und Wohnungswechseln oder extreme Reiselust. Hartnäckiges Nasenbluten als Kind, Hydrocephalus, große Köpfe, Rachitis, chronische Blasenentzündung, Enuresis nocturna, Allergien, Zysten in der Brust, Hodenhochstand und Keuchhusten fallen auf.

Weiterhin müssen wir auch eine miasmatische Zuordnung der Arzneien bei der Auswahl des Similimum für den Patienten beachten. Einige wichtige sollen hier aufgeführt werden.

- Psorische Arzneien: Arsenicum album, Aurum metallicum, Calcium carbonicum, Carcinosinum, Graphites, Phytolacca, Psorinum, Lachesis, Lycopodium, Veratrum album, Thuja und Zincum metallicum, Psorinum Nosode D30, D200, D1000.

- Sykotische Arzneien: Argentum nitricum, Kalium iodatum, Arsenicum iodatum, Thuja, Acidrum nitricum, Lycopodium, Medorrhinum Nosode D200, D1000.

- Syphilitische Arzneien: Aurum metallicum, Carcinosinum, Kaliumsalze, Kreosotum, Mercurius, Acidum nitricum, Phytolacca, Silicea, Stillingua silvatica, Syphilinum Nosode.
- Tuberkulinische Arzneien: Acidum aceticum, Barium carbonicum, Calcium carbonicum, Carcinosinum, Drosera, Phosphorus, Phytolacca, Tuberkulinum Nosode Koch D200, Tuberkulinum Rest D200, Tuberkulinum marmor. D200, Tuberkulinum Spengler D200, Tuberkulinum Nosode avis D200, Tuberkulinum bovinum Nosode D200, Tuberculinum GT Nosode D200.
- Einige der oben genannten Mittel wirken sehr tief und beeinflussen alle 3 Miasmen wie z. B. Arsenicum.

Die Bachblüten-Therapie

Bachblüten sind sowohl zur Vorbeugung als auch zur Behandlung von Krankheiten geeignet. Die Bachblütentherapie geht auf Dr. Bach zurück, der von 1886–1936 lebte. Es ist eine sehr milde, nebenwirkungsfreie Behandlung. Sie erfasst psychische und körperlich Störungen, welche meist zusammenhängen. Dr. Bach erkannte, das körperliche Symptome ihre Wurzeln stets in psychischem Störungen haben; die körperliche Erkrankung ist nur Folge von seelischen Verletzungen.

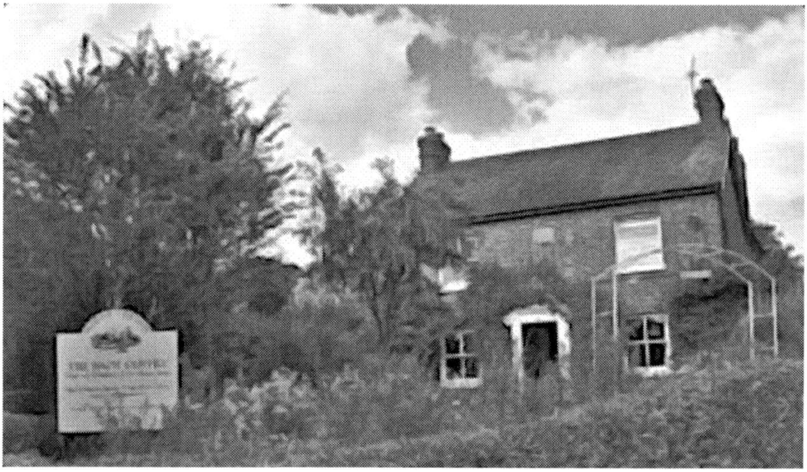

© Wikipedia. Haus von Dr. Edward Bach in Sotwell, England (in der Nähe von Oxford).

Es gibt 38 Bach-Mittel, von denen jede auf bestimmte psychische Merkmale passt, auf individuelle Charaktereigenschaften. Die körperlichen Beschwerden sind nur Folgezustände. 36 Bach-Mittel werden aus Blüten hergestellt, deshalb spricht man allgemein von Bachblüten, 2 Mittel werden nicht aus Blüten sondern von Knospen und einem Wasser aus einer Heilquelle hergestellt. Es handelt sich um Chestnut Bud und Rock Water.

Diese Bachblütentherapie lässt sich sehr gut mit anderen Naturheilverfahren, auch mit der Homöopathie, kombinieren. Als alleinige

Behandlungsmethode ist die Bachblütentherapie besonders zur Vorbeugung von Krankheiten geeignet.

Rescue Remedy – Notfallmittel genannt – findet eigentlich bei allen Erkrankungen und sehr vielen Lebenssituationen Einsatz. Im Notfallmittel, von Dr. Bach selbst zusammen gestellt, ist Rock Rose, Star of Bethlehem, Impatiens, Clematis und Cherry Plum enthalten. Bei Herzklopfen, hohem Blutdruck, Hitzewallungen, ist Rescue Remedy sehr gut geeignet. Diese Arznei findet im täglichen Leben bei allen Krankheiten, Notfällen, bei Schreck und Kummer, bei drohenden unangenehmen Terminen wie Prüfungen, Zahnarztbesuch, Gerichtsterminen etc. Einsatz. Man gibt bei oben genannten Beschwerden in den Wechseljahren zusätzlich zu den konstitutionellen Bachblüten etwa 3x im Abstand von 10 Minuten 2 Tropfen Rescue auf die Zunge oder noch besser, man reibt diese Tropfen über der Herzgegend ein, wenn es sich um Herzklopfen und Pulsunregelmäßigkeiten handelt. Wenn es sich um eine Blutdruckkrise handelt, massiert man die Tropfen über der rechten und linken Schläfe ein, insgesamt 4 Tropfen, bei Hitzewallungen und Unruhe über dem Halschakra zwischen den beiden Schlüsselbeinen und bei Schlafstörungen über den Schläfen. Wenn man nachts aufwacht, kann man den Vorgang wiederholen.

Bei Blutdruckkrisen und Grünem Star leisten die Rescue Remedy Tropfen zusätzlich gute Dienste.

2 Einzelne Krankheitsbilder – in Frage und Antwort

Trockene Augen

Ich habe seit den Wechseljahren trockene Augen. Haben Sie Hilfe für mich?

Das ist ganz typisch, dass man in den Wechseljahren trockene Augen hat, manchmal bei Schilddrüsenerkrankungen und rheumatischen Erkrankungen.

Benutzen Sie die Mucokehl D5 Augentropfen von der Firma sanum (siehe Seite 113). Geben Sie 1x am Tag in jedes Auge, in den äußeren Augenwinkel, je 1 Tropfen Mucokehl D5 Augentropfen. Dies hilft Ihnen sicher.

Die Ernährung sollte reich an Fischöl sein, entweder 3x pro Woche Seefisch essen oder Fischölkapseln einnehmen.

Therapievorschlag aus der Horvi-Enzym-Therapie:
Horvi-Nucleozym comp. 12: 3x je 8 Tropfen täglich einnehmen, zusätzlich 3x je 8 Tropfen Naja mite.

Sie können beide Therapien kombinieren.

Doppelsehen

Ich habe einen beginnenden Grünen Star (Glaukom), ich bin 65 Jahre alt und plötzlich habe ich seit einigen Tagen Doppelbilder vor meinen Augen. Mein Freund hat von einem Heilpraktiker Hilfe bekommen. Können Sie mir auch eine Arznei dagegen verraten?

1x pro Monat einen Aderlass, die Menge richtet sich nach Ihrer Gesamtkonstitution (ca. 100–200 ml).

Oral:
Gelsemium D6, 4x je 1 Tablette pro Tag, 1 Woche lang, dann 3x je 1 Tablette täglich über 6 Wochen.

Anwendung:
Mucokehl D5 Augentropfen von der Firma sanum, 2x pro Tag je 1 Tropfen in beide Augen geben, jeweils in den äußeren Augenwinkel. Die Augentropfen werden über 3–4 Monate angewandt, dann macht man eine Pause von 4 Wochen, dann wieder wie vorher die Tropfen anwenden.

Prellung, Hämatom am Auge

Ich habe einen Bluterguss im rechten Auge, verursacht durch einen Stoß, ich möchte die Verfärbung im Auge möglichst bald los haben, weil jeder hinschaut oder mich mitleidig nach der Unfallursache fragt. Haben Sie Hilfe für mich?

Lutschen Sie einmalig 2 Globuli Arnica D200 und 4x pro Tag je 1 Tablette Ledum D4.

Reiben Sie die Rescue Remedy Tropfen (Notfallmittel von Dr. Bach) ums Auge und über beiden Schläfen ein, etwa 5 Tropfen insgesamt, und dies mehrfach am Tag.

Ins Auge, in den äußeren Augenwinkel, geben Sie 3x täglich je 1 Tropfen Mucokehl D5 Augentropfen.

Bindehautentzündung

*Ich habe eine chronisch rezidivierende **Bindehautentzündung**, diese gehört zu der Diagnose **Reiter-Syndrom**. Die Conjunctivitis stört mich zur Zeit am meisten. Haben Sie Hilfe für meine tränenden entzündeten Augen? Danke.*

Geben Sie jeden Morgen je 1 Tropfen Mucokehl D5 Augentropfen in jedes Auge, jeweils in den äußeren Augenwinkel. Reiben Sie abends 2–3 Tropfen Notakehl D5 über den Augenlidern und um die Augen ein, mit ganz leichtem Druck.

Oral:
Belladonna D30, 2x pro Tag je 2 Globuli, 2 Wochen lang, und Oculoheel nach Anweisung

Injektionstherapie:
1 Ampulle Notakehl D5
+ 1 Ampulle pefrakehl D6
+ 1 Ampulle Oculus totalis suis-Injeel
+ 1 Ampulle Traumeel

zusammen aufziehen und in der 1. Woche alle 2 Tage i.v. spritzen, in der 2. Woche 2x pro Woche i.v. spritzen, in der 3. und 4. Woche je nach Befinden 1 – 2x pro Woche.

Weitere Therapien:
Vitamin C Pascoe Infusionstherapie (Schema siehe Seite 34)

Ernährung:
Unbedingt den Stoffwechsel in Ordnung bringen, eine Entsäuerung vornehmen mit Alkala N, sanuvis und Citrokehl, den Eiweißkonsum stark einschränken, kein Schweinefleisch, keine Kuhmilch- und Hühnereiprodukte. Bitte alle Zuckerarten meiden. Süßen Sie mit Honig. Sie müssen bedenken, dass die Bindehautentzündung nur ein Teil des entgleisten Gesamtstoffwechsels ist.

Blutegelbehandlung:
Alle 6 Wochen 2–3 Blutegel hinter dem Ohr (Mastoid) in seitlichem Wechsel ansetzen. Das muss Ihr Heilpraktiker entscheiden, ob Blutegel geeignet sind und wie viele er setzen möchte.

Ozon Behandlung:
1–2x pro Jahr je 10 Sitzungen, 2x pro Woche, im Frühjahr und Herbst, wenn der Stoffwechsel sich umstellt. Ozon ist keimtötend, wirkt antiviral und antibakteriell, und ist sehr geeignet, wenn eine rheumatische Erkrankung mit im Spiel ist.

Augengrippe – viral bedingt

Ich habe ganz verklebte Augen, die Lider sind hochrot und die Augen schmerzen. Ich fühle mich insgesamt nicht gut, so, als ob ich eine Grippe hätte. Mein Hausarzt sagte, dies sei eine Augengrippe und diese sei ansteckend, er hat mich krankgeschrieben. Haben Sie eine naturheilkundliche Arznei für mich? Die Augengrippe ist bei mir durch einen Virus ausgelöst.

Therapie:
Initial ein Aderlass von 150–200 ml, je nach Konstitution.

Äußerlich:
quentakehl D5 Tropfen ums Auge und über dem Augenlid einreiben, 2x pro Tag je 1–2 Tropfen.

Außerdem Mucokehl D5 Augentropfen ins Auge geben, 2x täglich je 1 – 2 Tropfen in den äußeren Augenwinkel. Am besten gibt man morgens die Mucokohl D5 Augentropfen ins Auge und bringt die quentakehl D5 Tropfen abends zur Anwendung.

Oral:
quentakehl D4 Kapseln: 2x je 1 Kapsel pro Tag im täglichen Wechsel mit notakehl D4 Kapseln, ebenso 2x täglich je 1 Kapsel, über 3 Wochen.

Außerdem 4 Wochen lang Vitamin C Pascoe Infusionen nach Harald Krebs (siehe Seite 34).

Die Bachblüte Crap Apple sollte noch zusätzlich eingesetzt werden, Zubereitung: 1 Glas stilles Wasser und 10 Tropfen aus der Stock bottle Crap Apple, diese Lösung über den Tag verteilt schluckweise trinken.

Anwendungen:
Eine weitere sinnvolle Anwendung ist die Ozon Behandlung, 10 Sitzungen, 2x pro Woche im Frühjahr und Herbst, wenn der Stoffwechsel sich umstellt. Ozon ist keimtötend, wirkt antibakteriell, antiviral und antimykotisch.

Konjunktivitis – bakteriell bedingt

Ich habe 2x pro Jahr eine ***Bindehautentzündung****, manchmal, wenn ich starkem Wind ausgesetzt war, aber auch ohne erkennbaren Grund. Ich will keine starken Augentropfen mehr. Gibt es aus dem naturheilkundlichen Gebiet Hilfe?*

Initial ein Aderlass von 120–200 ml je nach Konstitution.

Oral:
Belladonna D30, 2x pro Tag je 2 Globuli bis zur Besserung, dann weitere 10 Tage je 2 Globuli pro Tag.

Bei Eiterung:
Hepar sulfuris D4, alle 2 Stunden je 1 Tablette, 6x insgesamt am Tag bis zur Besserung, anschließend 3x pro Tag je 1 Tablette, weitere 10 Tage.

Zusatztherapie:
2 Ampullen notakehl D5 zusammen aufziehen, i.v. spritzen, 1x täglich an zwei aufeinander folgenden Tagen.

Zusätzlich Oral:
notakehl D5, morgens 10 Tropfen
\+ nigersan D5, abends 5 Tropfen
3 Tage lang, dann nigersan D5 auf 10 Tropfen steigern.

Lokal:
notakehl D5
+ pefrakehl D6
abwechselnd von jeder Arznei je 2 Tropfen pro Tag auf den Augenlidern und ums Auge einreiben.

Die Bachblüte Crap Apple sollte noch zusätzlich eingesetzt werden, Zubereitung: 1 Glas stilles Wasser und 10 Tropfen aus der Stock bottle Crap Apple, diese Lösung über den Tag verteilt schluckweise trinken.

Außerdem empfehle ich Vitamin C Pascoe Infusionen, 4 Wochen lang, mit 200 ml NaCl + 15 g Vitamin C Pascoe.

Sehr hilfreich ist auch eine Ozon Therapie, 10 Sitzungen zu 2x pro Woche im Frühjahr und Herbst, wenn der Stoffwechsel sich umstellt. Ozon ist keimtötend, wirkt antibakteriell und antiviral.

Gerstenkorn I

Ich habe über dem Oberlid am rechten Auge ein Gerstenkorn, meine Schwester plagt sich damit 2 – 3x im Jahr rum. Es dauert immer 3 Wochen. Können Sie mich davor schützen?

Staphisagria D30, einmalig 2 Globuli.

Bei längerem Bestehen:
Hepar sulfuris D4, alle 2 Stunden 1 Tablette, 6x am Tag, 2–3 Tage lang, danach 3x täglich je 1 Tablette, noch 1 Woche.

Zusätzlich 1 Ampulle notakehl D5, i.v. spritzen, und
1 Ampulle notakehl D5 mit 2 ml Eigenblut mischen, i.m. spritzen.

Kompressen mit Eigenurin und einige Tag den gesamten Morgenurin trinken.

Bei Rezidiven:
2x pro Woche 1 ml Eigenurin i.m. spritzen.

Wenn die Anwendung mit Urin nicht erwünscht ist, dann sollten notakehl D5 Tropfen, 2x pro Tag über dem Augenlid und ums Auge eingerieben werden, 1–2 Tropfen pro Anwendung.

Sollte das ganze Augenlid stark geschwollen sein, dann kommt Apis mellifica D30 zum Einsatz. An 2 aufeinander folgenden Tagen 1x pro Tag jeweils 2 Globuli lutschen, Apis mellifica schützt auch vor Rezidiven, wenn es das passende Mittel ist.

Eine Ozon Therapie ist ratsam, 10 Sitzungen, 2x pro Woche im Frühjahr und Herbst, wenn der Stoffwechsel sich umstellt. Ozon ist keimtötend, wirkt antibakteriell und antiviral.

Gerstenkorn II

*Am Unterlid des linken Auges hatte ich vor 6 Wochen ein **Gerstenkorn**. Ich bin 35 Jahre alt und hatte damit noch nie etwas zu tun. Mein Heilpraktiker wollte mir außer notakehl D5 Tropfen, welche halfen, noch Eigenblutspritzen machen. Soll ich mich so einer Kur unterziehen?*

Nein, zur Zeit nicht. Eigenblutinjektionen sind das Mittel der Wahl bei **rezidivierenden** Gerstenkörnern.

Bindehautentzündung – allergisch bedingt

*Ich leide unter einer **allergischen Bindehautentzündung**, bedingt durch **Pollenflug**. Eine Desensibilisierung hat mein Arzt empfohlen. Das ist mir im Moment zuviel Aufwand. Ich kann mich nicht recht mit dem Gedanken anfreunden. Ich höre immer wieder, dass es in der Homöopathie für jedes Symptom, jede Krankheit irgendwie Hilfe gibt. Gibt es auch eine Arznei für meine Situation? Die Augen jucken nicht, sondern brennen.*

Geben Sie 2x pro Tag je 1 Tropfen Mucokehl D5 Augentropfen in jedes Auge, und zar in den äußeren Augenwinkel.

Außerdem lutschen Sie 2x pro Tag je 2 Globuli Arsenicum album D30 bis zur Besserung, anschließend 1x pro Tag 2 Globuli Arsenicum album D30, solange die Augen noch brennen.

Bei starken Beschwerden kann eine Injektion vorübergehend eingesetzt werden:
Psorinum Injeel
+ Urtica Injeel
+ Histamin Injeel
jeweils 1 Ampulle zusammen aufziehen, i.v. spritzen.

4 Wochen lang soll 3x pro Woche, jeweils MO, MI + FR, eine Infusion mit 200 ml NaCl + 15 g Vitamin C Pascoe gegeben werden (siehe Seite 34).

Katzenhaarallergie

*Meine Diagnose lautet **Katzenhaarallergie**. Meine Augen jucken und sind entzündet. Ich kann mich im Moment nicht von meiner Katze trennen. Gibt es vorübergehend aus der Naturheilkunde Hilfe? Später muss ich mich natürlich von diesem lieben Tier trennen, das weiß ich.*

Mucokehl D5 Augentropfen helfen, 2x pro Tag je 1 Tropfen in jedes Auge geben, und zwar in jeweils den äußeren Augenwinkel.

Zusätzlich lutschen Sie 3x pro Tag je 1 Tablette oder je 5 Globuli Euphorbium D6.

Wenn das Beschwerdebild hochakut ist, dann kommt eine Injektion in Frage:
Psorinum Injeel
+ Urtica Injeel
+ Histamin Injeel
jeweils 1 Ampulle zusammen aufziehen, i.v. spritzen.

Zusätzlich zu der oben genannten Therapie: Medusa D1000, einmalig 2 Globuli.

4 Wochen lang soll 3x pro Woche, jeweils MO, MI + FR, eine Infusion mit 200 ml NaCl + 15 g Vitamin C Pascoe gegeben werden (siehe Seite 34).

Bienengiftallergie

Ich wurde schon 2x von einer Biene außen in den Hals gestochen, beide Augen schwollen zu, ich konnte nichts mehr sehen. Ich bin ***allergisch*** *auf das* ***Bienengift****. Falls das nochmals passiert, gibt es dann aus der Naturheilkunde ein Notfallmittel, welches zuverlässig hilft?*

Nehmen sie nach dem Ereignis Apis mellifica D200 3 Globuli und Ledum D200, ebenfalls 3 Globuli, beides einmalig im Abstand von einigen Minuten.

Reiben Sie mit Eigenurin und Rescue Remedy Salbe, im Wechsel, die betroffenen Stellen ein.

Eine Injektion hilft auch schnell und zuverlässig:
Psorinum Injeel
\+ Urtica Injeel
\+ Histamin Injeel
jeweils 1 Ampulle zusammen aufziehen, i.v. spritzen.

Eventuell lutschen Sie noch 2 Globuli Medusa D1000, dann, wenn der Erfolg noch nicht ganz zufriedenstellend ist.

Mucokehl D5 Augentropfen sollten zum Einsatz kommen, 2x pro Tag je 1 Tropfen in den äußeren Augenwinkel geben.

Eine Anwendung mit Vitamin C Pascoe ist sehr hilfreich. Jeweils MO, MI und FR soll eine Infusion mit 200 ml NaCl und 15 g Vitamin C Pascoe gegeben werden, 4 Wochen lang als Vorsorge 1x pro Jahr.

Zoster ophtalmicus

Meine Schmerzen ums linke Auge herum sind unerträglich, es ist ein Dauerschmerz und manchmal, ca. 10x pro Tag, schießt ein stechender Schmerz ein. Die Gesichtsrose wurde bei mir diagnostiziert, aber große Hilfe habe ich nicht bekommen. Zovirax und Schmerztabletten, das war's. Das linke Auge tränt, der Arzt hat weder eine Regenbogenhautbeteiligung noch eine Hornhautbeteiligung feststellen können. Es handelt sich nach Aussage des Arztes um eine Nervenentzündung und eine Konjunctivitis.

Falls Sie noch keine B-Vitamine bekommen haben, dann empfehle ich Vitamin B Komplex als Injektion, 3x pro Woche über 4 Wochen, anschließend in Tablettenform. Ich empfehle als i.v. Injektion:
1 Ampulle Ranunculus Homaccord
\+ 1 Ampulle Mezereum Homaccord
täglich 2x zusammen spritzen, ca. 3 Tage lang, dann je nach Befinden seltener.

Orale Medikation:
Ranunculus D4
\+ Rhus toxicodendron D6
im täglichen Wechsel, 3–4x pro Tag je 1 Tablette.

Serpalgin-Tropfen von der Firma Horvi nehmen den Schmerz weg, 3x pro Tag je 8 Tropfen, in schweren Fällen wie bei Ihnen anfangs 2 Ampullen i.m. spritzen. Reiben Sie Aconit-Schmerzöl und Serpalgin-Salbe im Wechsel ein.

Von Grifokehl D5 sollten täglich 8 Tropfen in die Ellenbeuge eingerieben werden.

Ein weiterer Therapievorschlag, diesmal aus der Horvi-Enzym-Therapie:

Injektionstherapie:
Horvi-Enzym-Crotalus forte und Horvi-Enzym-Mokassin forte je 2 ml gleichzeitig, **getrennt**, i.m. injizieren, im täglichen Wechsel mit

Horvi Horvitrigon forte und Horvi-Enzym-Serpalgin auch je 2 ml gleichzeitig, **getrennt**, i.m. injizieren.

Orale Medikation:
Horvi-Nucleozym comp. 8 und Horvi-Nucleozym comp. 12 a
2–3x täglich, je 10 Tropfen im Abstand von 5 – 10 Minuten perlingual vor dem Essen einnehmen. Alle Tropfen mindestens 1 Minute im Mund behalten.

Horvi-Nucleozym comps. 2:
3x täglich 10 Tropfen perlingual, diesmal 10 Minuten nach dem Essen.

Bei stärksten Schmerzen, welche therapieresistent sind, sollte Ihnen Ihr Arzt oder Heilpraktiker 1 Ampulle Grifokehl D5 (Holomed) und 1 ml Lidocain 1 % an die Effloreszensen spritzen.

Außerdem sollte in solchen Fällen eine Injektionsserie mit Eigenurin zum Einsatz kommen. 2–3x pro Woche s.c. spritzen, das erste Mal 0,2 ml spritzen, dann bei jeder weiteren Injektion um 0,2 ml steigern bis 5 ml, dann die Dosis nicht mehr erhöhen.

Falls die Spritzenserie nicht zum Einsatz kommt, dann können Sie die befallenen Stellen auch mit altem Urin einreiben. Alter Urin bedeutet: der Urin muss mindestens 4 Tage alt sein, er sollte am besten in einem bedeckten Tongefäß gesammelt sein.

Zoster ophtalmicus – Prävention

Zoster ophtalmicus war letztes Jahr meine Diagnose. Diese Zeit kann ich nie vergessen. Ich landete am Ende in der Schmerzklinik. Gibt es eine Möglichkeit vorzubeugen, dass mich so eine Diagnose nicht nochmals trifft? Danke.

Ja, entscheiden Sie sich, 2x pro Jahr, im Frühjahr und Herbst, wenn der Stoffwechsel sich umstellt, für eine Ozon-Therapie (siehe entsprechendes Kapitel). Ozon ist keimtötend, Bakterien, Viren und Pilze verschwinden. Die gesamte Immunabwehr wird gesteigert. Es handelt sich um jeweils 10 Sitzungen, 2x pro Woche.

Außerdem sollten Sie Mucokehl D5 Augentropfen zur Anwendung bringen, 2x pro Tag je 1–2 Tropfen in den äußeren Augenwinkel geben. Dies ist eine Langzeittherapie.

Für eine Stimulierung des Immunsystems muss man unbedingt noch an eine Substitutionsbehandlung mit Vitamin C denken. Als Langzeittherapie empfehle ich 100 mg pro Tag. Die körpereigene Abwehr macht Eindringlinge auf diese Weise unschädlich.

Sehschwäche bedingt durch Riesenzell-Arteriitis (Horton'sche Erkrankung)

Ich leide an einer Riesenzell-Arteriitis, die Kopfschmerzen sind oftmals unerträglich, aber noch mehr quält mich die zeitweise Sehverschlechterung auf beiden Augen. Morgens nach dem Erwachen muss ich manchmal noch bis zu 2 Stunden liegen bleiben, bis ich wieder einigermaßen sehe. Gibt es zusätzliche Hilfe aus der Naturheilkunde? Cortison ist meine Arznei.

Ja, es gibt Hilfe. Bitte geben Sie in jedes Auge 2x pro Tag je 1 Tropfen Mucokehl D5 Augentropfen und reiben täglich 2x je 5 Tropfen sankombi D5 in die Ellenbeuge ein. Über beiden Schläfen reiben Sie im täglichen Wechsel 3x pro Tag Horvizym und Horvi-Enzym-Serpalgin Salbe ein.

Injektionen:
Horvi-Enzym-Crotalus forte und Horvi-Enzym-Serpalgin – 2 ml Crotalus forte und 3 ml Serpalgin gleichzeitig, **getrennt**, i.m. oder tief s.c. injizieren, wobei dem Crotalus forte jeweils 1 ml Horvi-C 5 beigemischt werden sollte. Diese Präparate im fortlaufenden Wechsel mit folgenden Präparaten MO, MI und FR usw. injizieren:

Horvi-Enzym-Horvitrigon forte und Horvi-Enzym-Ammodytes forte – je 2 ml gleichzeitig, **getrennt**, i.m. oder tief s.c. injizieren.

Orale Medikation:
Horvi-Nukleozym Comp. 12 a und Horvi-Enzym-Naja forte liq. – 3x täglich je 8 Tropfen, im Abstand von ca. 5–10 Minuten perlingual, vor dem Essen. Alle Tropfen mindestens 1 Minute im Mund behalten!

Horvi-Enzym-Crotalus forte liq. und Horvi-Enzym-Serpalgin liq. – an injektionsfreien Tagen, DI und SA, 3x täglich je 8 Tropfen, im Abstand von 5 – 10 Minuten perlingual, einige Zeit nach dem Essen.

Horvi-Enzym-Horvitrigon forte liq. und Horvi-Enzym-Ammodytes forte liq. – an injektionsfreien Tagen, DO und SO, 3x täglich je 8 Tropfen, im Abstand von 5 – 10 Minuten perlingual, einige Zeit nach dem Essen.

Bindehauteinblutung

Immer mal wieder kommt es zu einer Einblutung im Auge, ich bin 45 Jahre alt, nehme keinerlei Arznei, bin sonst gesund. Der Augenarzt hat gemeint, da braucht man keine Behandlung.

Mucokehl D5 Augentropfen, 2x pro Tag je 1 Tropfen in die äußeren Augenwinkel geben, außerdem Hamamelis D200, einmalig 2 Globuli. Ebenfalls sollte nigersan D5 in Tropfenform eingesetzt werden, 2x pro Tag je 1 Tropfen über dem betroffenen Augenlid und ums Auge einreiben.

Regenbogenhautentzündung (Iritis)

Ich leide an Morbus Bechterew und die Regenbogenhautentzündung hängt damit zusammen, sagt mein Augenarzt. Nicht genug dass der Bechterew, der mich ärgert, jetzt auch noch diese einschießenden Schmerzen verursacht.

Mucokehl D5 Augentropfen helfen sehr gut, 2x pro Tag je 1 Tropfen in jedes Auge geben und zwar in die äußeren Augenwinkel. Nigersan D5 Tropfen sollten auch über den Augenlidern um die Augen eingerieben werden.

Rhus toxicodendron D30 ist das Mittel der Wahl, 1x pro Tag 3 Globuli bis zur Besserung, dann nur noch bei Bedarf.

Zusätzlich bei verwischtem Sehen und Brennschmerz in der Nacht: 2x je 1 Tablette Euphrasia D12.

Als Langzeitmittel sollte sankombi D5 eingenomen werden, 2x pro Tag je 5 Tropfen.

Lidschwellung beidseitig – Quincke Ödem

Wenn ich Nüsse esse, reagiere ich hochgradig allergisch, meine Lippen schwellen an und beide Augenlider, ich kann nichts mehr sehen. Ich meide Nüsse, aber ab und zu sind in einem Gebäck Spuren von Nüssen, das reicht schon. Können Sie mir für einen solchen Notfall eine homöopathische Arznei empfehlen, Kortison möchte ich vermeiden. Ich möchte Ihre Arznei dann mit mir führen, wenn ich zu einer Feier eingeladen bin. Danke.

Wenn's los geht: 2 Globuli Apis D200 einmalig. Mucokehl D5 Augentropfen ums Auge einreiben und über beiden Augenlidern oben und unten, zusätzlich 2x je 1 Tropfen ins Auge geben, in den äußeren Augenwinkel.

Injektionstherapie:
1 Ampulle Mucokehl D5 i.v. spritzen.

Oral:
China D6 4x am ersten Tag je 1 Tablette, dann 3x pro Tag je 1 Tablette, noch 1 Woche lang.

In hartnäckigen Fällen und wenn die Aufregung sehr groß ist mit **Rescue Remedy Tropfen** (Notfallmittel von Dr. Bach) einreiben oder einnehmen: am ersten Tag 4x je 4 Tropfen auf die Innenseite der Unterlippe geben, anschließend noch 1 Woche lang 2x pro Tag je 1 Tropfen aus der Stock bottle oder eine Einnahmeflasche bestellen und 3x pro Tag je 4 Tropfen zur Anwendung bringen.

Auch die Wasserglasmethode kann Einsatz finden (siehe Kapitel Bachblüten Seite 44).

„Fliegende Mücken“ (Mouches volantes), Glaskörpertrübung

Ich bin 71 Jahre alt, ganz plötzlich fliegen vor meinen Augen, links mehr als rechts, Mücken. Ich will diese immer fangen, aber meine Frau sagt, das seien keine Mücken, ich bin sehr aufgeregt. Der Augenarzt hat meinem Bruder, der auch so was hat, keine Hilfe versprochen, und zur Zeit ist der Augenarzt in Urlaub. Haben Sie Augentropfen oder sonst eine Arznei?

Mucokehl D5 Augentropfen helfen sicherlich, 2x pro Tag je 1 Tropfen in den äußeren Augenwinkel beidseitig geben. Dies ist eine Langzeittherapie über Monate. Außerdem können Sie 1x pro Tag je 1 Tropfen sankombi über jedem Augenlid einreiben und auch ums Auge.

Und immer wieder, man kann das Auge nicht isoliert vom Gesamtstoffwechsel behandeln, die Leber sollte in Ordnung sein, außerdem der Säure-Base-Haushalt. Entsäuern Sie unbedingt Ihren Körper mit alkala-N und sanuvis Tropfen, nach Anweisung. Essen Sie richtig, d. h. essen Sie viel Gemüse, Salat, Kartoffeln, Naturreis und auch

Fisch (Makrelen, Thunfisch und Lachs). Meiden Sie Kuhmilchprodukte, Eier, Schweinefleisch und Zucker. Schränken Sie den Genuss von Weißmehl ein. Essen Sie bitte Haferbrot und das Essēner Brot (s. Seite 21), Brot säuert. 2x pro Woche eine Brotmahlzeit, das genügt. Gemüse und Kartoffeln auch abends essen, etwas Geflügelfleisch 2x pro Woche und 2x pro Woche Fisch. Täglich 1 g Vitamin C sollte zur Anwendung kommen.

Überanstrengung der Augen

Wenn ich mehrere Stunden am Computer gesessen habe oder als Lektor (dies ist mein Beruf) tätig war, dann sehe ich schlecht, meine Augen brennen, Kälte tut nur dann gut. Gibt es dagegen Hilfe aus der Naturheilkunde?

Als erstes versuchen Sie bitte bei lang andauernder Computertätigkeit (auch an langen Fernsehabenden) ungefähr alle ¼–½ Stunden ganz bewusst zu blinzeln, damit die Tränentätigkeit angefacht wird. Tränenflüssigkeit hält das Auge feucht und ist außerdem keimtötend.

Geben Sie in jedes Auge 2x pro Tag je 1 Tropfen Mucokehl D5 Augentropfen, in den äußeren Augenwinkel jeweils.

Lutschen Sie, wenn die Beschwerden losgehen, stündlich 1 Tablette Ruta D4, solange bis sich alles wieder beruhigt hat.

In sehr schweren Fällen hilft 1 Injektion von
1 Ampulle Mucokehl D5
\+ 1 Ampulle Oculus totalis Injeel
\+ 1 Ampulle Circulo Injeel
zusammen aufziehen, i.v. spritzen, bei Bedarf.

Und ganz einfach zu handhaben: Machen Sie **Augenbäder** nach **Kneipp**. Tauchen Sie das Gesicht einschließlich Stirn in kaltes Wasser, 2–3 Sekunden lang. Wiederholen Sie diesen Vorgang noch 1–2x hintereinander. Blinzeln Sie zwischendurch kräftig. Sie können eine Schüssel verwenden, gefüllt mit Wasser so kalt wie möglich, das erfrischt.

Sehschwäche

Ich leide an einer anlagebedingten Sehschwäche ohne krankhaften Befund, ich bin 40 Jahre alt, ich hoffe, dass es keine Verschlechterung gibt. Gibt es aus der Naturheilkunde Hilfe?

Ja, es gibt verschiedene Möglichkeiten.

Orale Therapie:
Phosphorus D6, 3x täglich je 5 Tropfen oder 5 Globuli über 6 Wochen, anschließend:
Gelsemium D6, 3x je 1 Tablette pro Tag für weitere 6 Wochen.

Als Langzeittherapie:
eventuell von Anfang an oder anschließend, je nach Beschwerdebild, sankombi D5 Tropfen, 2x pro Tag je 5 Tropfen oral einnehmen oder je1 Tropfen auf jeder Schläfe einreiben, dies über Monate.

Zusätzlich:
Propionibacterium D5 2x pro Woche je 1 Kapsel auch über Monate.

Die Einnahme der sanum-Bakterienpräparate erfolgt auf nüchternen Magen. Danach 4 Stunden nüchtern bleiben. Dies kann entweder mitten in der Nacht geschehen oder anstatt eines Frühstücks oder man wartet, bis ein frühes Abendessen nach 6 Stunden verdaut ist, und schluckt die Kapsel dann vor dem Zubettgehen.

Weitere Verfahren:
2x pro Tag je 1 Tropfen Mucokehl D5 Augentropfen in jedes Auge geben, jeweils in den äußeren Augenwinkel.

Aschner-Verfahren:
1x pro Monat 1–2 Blutegel hinter jedes Ohr setzen, an diesen Tagen kein Mucokehl zur Anwendung bringen, auch kein sankombi D5.

Es empfiehlt sich, die Blutegel nicht zur gleichen Zeit hinter jedes Ohr zu setzen, sondern im Abstand von 1 Woche.

Injektionstherapie:
1 Ampulle Mucokehl D5
+ 1 Ampulle Oculus totalis Injeel
zusammen aufziehen, i.v. spritzen, 2x pro Woche, 4 Wochen lang, dann 1x pro Woche über ½ Jahr.

Weiterhin empfehle ich 2x pro Jahr 10 HOT Sitzungen, 2x pro Woche oder ersatzweise je 1x pro Jahr 10 HOT Behandlungen sowie 10 Ozonbehandlungen, 2x pro Woche (siehe Anhang).

Vitamin C in Form von Infusionen hilft sehr gut. Ich konnte mich von der zuverlässigen Wirkung in der Praxis von Harald Krebs (Heilpraktiker) bei einer Hospitation überzeugen. Infusionsschema siehe Seite 34.

Und ganz einfach zu handhaben: Machen Sie **Augenbäder** nach **Kneipp**. Tauchen Sie das Gesicht einschließlich Stirn in kaltes Wasser, 2–3 Sekunden lang. Wiederholen Sie diesen Vorgang noch 1–2x hintereinander. Blinzeln Sie zwischendurch kräftig. Sie können eine Schüssel verwenden, gefüllt mit Wasser so kalt wie möglich, das erfrischt.

Sehschwäche, Gesichtsfeldausfall bei Schlaganfall

Ich bin 76 Jahre alt und erlitt im Abstand von 1 Jahr schon 2x einen Schlaganfall. Auf dem rechten Auge sah ich fast nichts mehr, mein Augenarzt spricht von einem Gesichtsfeldausfall, außerdem plagte mich Schwindel, und auch Sprachstörungen waren das Thema. Was mich am meisten erschreckte, war der Gesichtsfeldausfall, ich dachte, ich würde auf dem rechten Auge blind. Ich musste ins Krankenhaus, die Symptome bildeten sich in kürzester Zeit wieder zurück (2–3 Tage). Ich habe Angst, dass so etwas ein drittes Mal passiert. Haben Sie aus der Naturheilkunde eine Arznei, welche ich vorsorglich einnehmen kann, wenn es wieder so weit ist?

Ganz wichtig ist die richtige Ernährung: **Eiweißfasten**, nicht zu viel Fett, viel Rohkost, z. B. Äpfel, Zwiebel und auch Knoblauch. Bitte, meiden Sie auch Zucker in jeder Form, süßen Sie bitte mit Honig, siehe Kapitel „Ernährung“!

Orale Medikation:
Mucokehl D4 Kapseln, 1x 1 Kapsel pro Tag, morgens einnehmen
nigersan D4 Kapseln, 1x 1 Kapsel pro Tag, abends einnehmen
beides über Monate.

Cralonin Tropfen, 3x pro Tag je 20 Tropfen über ¼ Jahr
\+ sanuvis Tropfen, auch über ¼ Jahr nach Anweisung.

Zusätzlich:
Propionibacterium avidum D5 (Holomed, siehe Anhang), 3x pro Woche je 1 Kapsel, über Monate

Anschließend:
Tebonin intens, 1 Filmtablette pro Tag, über weitere 6 Monate.

Injektionstherapie:
1 Ampulle Mucokehl D5
\+ 1 Ampulle nigersan D5
\+ 1 Ampulle Circulo Injeel
\+ 1 Ampulle Ginkgobakehl
zusammen aufziehen, i.v. spritzen, anfangs 2x pro Woche, anschließend 1x pro Woche

Lokal:
sanukehl D6
\+ Mucokehl D5
im täglichen Wechsel, je 5–10 Tropfen über den Schläfen verteilt einreiben. Mit 5 Tropfen beginnen und auf 10 Tropfen steigern.

Weitere Verfahren:
Blutegelbehandlung, 4–6 Blutegel auf die Halswirbelsäule setzen, 1x pro Monat oder seltener, das muss Ihr Heilpraktiker entscheiden.

Oder:
Aderlässe, die Menge richtet sich nach der Konstitution, anfangs 1x pro Woche, 6x insgesamt, dann 1x pro Monat, ebenfalls 6x. Ihr Heilpraktiker wird die richtige Dosierung für Sie herausfinden.

Wenn eine Blutegelbehandlung in Frage kommt, dann müssen Sie die Anwendung mit Mucokehl D5 einige Tage auslassen. Sprechen sie Ihren Heilpraktiker diesbezüglich an.

Eine Vitamin C Infusionskur habe ich in der Praxis von Harald Krebs (Heilpraktiker) in einer Hospitation kennen gelernt. Auch in meiner Praxis konnte ich sehr gute Erfolge verzeichnen (siehe Seite 34).

Flimmerskotom bei Migräne

In unregelmäßigen Abständen, 3–4x im Jahr kommen meine Migräneanfälle. Vor meinen Augen, je nachdem auf welcher Seite die Migräne sich austobt, flimmert es. Gesichtsfeldausfälle hat mein Neurologe diagnostiziert, das ist sehr unangenehm, ich empfinde diese Flimmerskotome aufregender und beunruhigender als den Kopfschmerz und den Brechreiz, auch der Schwindel ist leichter zu ertragen. Ich denke immer, gleich verliere ich die Sehkraft und bin auf dem betreffenden Auge blind. Haben Sie eine homöopathische Arznei, um den Anfall abzukürzen, speziell das Flimmerskotom? Am besten wäre, wenn es auch prophylaktische Hilfe gäbe, damit die Anfälle seltener werden und in der Intensität abgeschwächt werden.

Ja, es gibt auf jeden Fall Hilfe, für beides. Als erstes geben Sie in jedes Auge je 1 Tropfen Mucokehl D5 Augentropfen, jeweils in den äußeren Augenwinkel.

Oral:
Gelsemium D6, 4x je 1 Tablette am 1. Tag, dann 3x je 1 Tablette pro Tag, 1 Woche lang.

Lokal
Rescue Remedy Tropfen (Notfallmittel von Dr. Bach) je 1 Tropfen auf die Stirn und auf beide Schläfen, mit ganz leichtem Druck einreiben (siehe Anhang).

Injektionstherapie
1 Ampulle Ferrum phosphoricum Injeel
\+ 1 Ampulle Gelsemium Homaccord
\+ 1 Ampulle Spigelon

\+ 1 Ampulle Aconit Homaccord
\+ 1 Ampulle Belladonna Homaccord
\+ 0,5 ml Procain 1 %
langsam i.v. spritzen, der gesamte Anfall löst sich.

Vitamin B12 Hevert und Folsäure als Injektion 2x pro Woche in der akuten Phase.

Sollte sich wirklich einmal kein Erfolg einstellen, dann im Anfall
1 Ampulle Horvi-Curare 5
\+ 2 Ampullen Horvi-Enzym-Crotalus forte
gleichzeitig, **getrennt**, i.m. spritzen.

Die Ausleitung über den Darm keinesfalls weglassen (Einläufe), und Schiele-Fußbäder zur Anwendung bringen. Lebertee nach Prof. Müller (siehe Seite 119) trinken, dies ist eine Langzeittherapie.

Und als Prophylaxe empfehle ich folgende Therapie:
Vitamin B hochdosiert oral

und außerdem im täglichen Wechsel:
spigelon Tropfen nach Anweisung
\+ Gelsemium D6, 3x pro Tag je 1 Tablette, 6 Wochen lang.

Anschließend:
Cyclamen Pentarkan oder Cyclamen Olplx.

Mit beiden Präparaten hatte ich sehr gute Erfolge. Auch dieses Präparat wird wieder 6 Wochen lang eingenommen, dann macht man am besten eine Pause von 4 Wochen und bringt dann die oben genannten Arzneien erneut zum Einsatz.

Im Intervall hat auch die **Eigenbluttherapie** gute Erfolge, zunächst 1x/Woche.

In der 1. Woche:
0,5 ml Eigenblut
\+ 1 Amp. Mucedokehl D5
\+ 1 Amp. Gelsemium Hom.
zusammen aufziehen, i.m. spritzen.

In der 2. Woche:
1,0 ml Eigenblut
+ 1 Amp. Mucedokehl D5
+ 1 Amp. Gelsemium Hom.
zusammen aufziehen, i.m. spritzen.

In der 3. Woche:
1,5 ml Eigenblut
+ 1 Amp. Mucedokehl D5
+ 1 Amp. Gelsemium Hom.
zusammen aufziehen, i.m. spritzen.

In der 4. Woche:
2,0 ml Eigenblut
+ 1 Amp. Mucedokehl D5
+ 1 Amp. Gelsemium Hom.
zusammen aufziehen, i.m. spritzen.

In der 5. Woche:
3,0 ml Eigenblut
+ 1 Amp. Mucedokehl D5
+ 1 Amp. Gelsemium Hom.
zusammen aufziehen, i.m. spritzen.

Danach:
3,0 ml Eigenblut
+ 1 Amp. Mucedokehl D5
+ 1 Amp. Gelsemium Hom.
zusammen aufziehen, i.m. spritzen, alle 14 Tage, über Monate.

Ausleitung mit Aschner-Verfahren:

Trocken **schröpfen** im Nacken, und zwar 6 Schröpfköpfe im Nacken ansetzen und dies 1x/Woche, 8–10 Wochen lang.

Langzeittherapie:
Propionibacterium avidum D5, 2x pro Woche je 1 Kapsel, Einnahme siehe Anhang.

Ganz wichtig: Stressvermeidung, viel Bewegung an der frischen Luft, Verzicht auf Zucker, Käse, Süßigkeiten jeder Art. Vegetarische Rohkost hat den Vorrang, außerdem Salz reduzieren.

Und nicht zuletzt die Ausleitung über den Darm auch hier berücksichtigen. Kleine Einläufe 2x pro Tag über einige Wochen. (Einläufe siehe Anhang)

Entsäuerungstherapie ist dringend geraten:
Citrokehl, 2x je 10 Tropfen pro Tag, und sanuvis, 2x pro Tag je 1 Teelöffel.

Diabetische Retinopathie

Meine Diagnose heißt diabetische Retinopathie. Ich habe seit 25 Jahren einen Diabetes mellitus Typ II. Ich bin jetzt 59 Jahre alt und habe seit Monaten Augenschmerzen und Visusstörungen. Meine Sehkraft hat stark nachgelassen. Mein Augenarzt spricht von einer diabetischen Retinopathie, einer Mikroangiopathie, er sagt, die kleinen Blutgefäße der Netzhaut seien geschädigt, und er hat mir wenig Hoffnung auf ein besseren Sehen gemacht. Er machte mich auch darauf aufmerksam, dass außer einem schlecht eingestellten Blutzucker auch ein Bluthochdruck und erhöhte Nierenwerte die Sehschwäche vorantreiben können. Bis zur Erblindung könne es kommen. Und ich habe eine Niereninsuffizienz. Mein Kreatininwert war letztes Mal 1,9 mg/dl. Ich bekomme allmählich Angst, im Alter zu erblinden. Können Sie mir helfen, die Blutzuckerwerte und Nierenwerte in den Griff zu bekommen?

Der Therapeut ist von Anfang an sehr stark auf die Mithilfe seines Patienten angewiesen. Ausreichend Bewegung an der frischen Luft, hauptsächlich Wandern, Radfahren, Schwimmen in offenen Seen. Dies dient zur Stoffwechselaktivierung. Ab Beginn der Behandlung streng vegetarische Ernährung einhalten, keine Eiweißmast wegen drohender Gefäßschäden an Augen, Nieren etc. Über 50 % der täglichen Nahrung soll aus Frischkost bestehen. Rohkaffee Tee, den man z. B. bei Stuebers[1] beziehen kann, sollte unbedingt getrunken werden, täglich 1 Tasse schluckweise über den Tag verteilt. Er stabilisiert, schützt vor zu hohem Zucker und vor allem auch vor Hypoglycämie. Ich habe ihn Jahrzehnte in meiner Praxis angewandt.

Zusätzlich soll auch zwischendurch der **Tee** nach F. Viehauser zum Einsatz kommen, und zwar 6 Wochen lang, dann 6 Wochen Pause und wieder von vorne.

Tee bei Diabetes mellitus

Rp.
Fruct. Phaseoli sine semine cc.
Cort. Salicis cc.
Cort. Poterii spinosi rad. cc.
Fol. Myrtilli cc.
Herb. Agrimoniae cc.
Rad. Cichorii cc.
Flor. Crataegi tot.
Flor. Arnicae cc.
Flor. Stoechados tot.
Fol. Menthae pip. cc.
Fol. Melissae cc.
M.f. spec.

d.s. Tee aufkochen und 5 Minuten ziehen lassen. 4 x je 1 Tasse pro Tag mit einem Teelöffel Zitronensaft trinken.

[1] www.stuebers.de/produkte/teespezialitaeten/arznei--und-kraeutertee/rohkaffeetee.php

Um drohende Gefäßschäden zu vermeiden, empfiehlt sich 1 x/Jahr eine **Ozonsauerstofftherapie** mit 10 Sitzungen und für die kleinen Gefäße (Auge, Ohr, Niere) und zusätzlich 1 x/Jahr eine **Hämatogene Oxydationstherapie**, zu 8 Sitzungen, jeweils 2 x/Woche. Allerdings ersetzt dies nicht den **Sport an der frischen Luft**.

Injektionstherapie:
1 Amp. Horvi-Enzym-Crotalus forte
+ 1 Amp. Horvi-Curare 5
zusammen aufziehen, i.m. spritzen, gleichzeitig, **getrennt**,

zusätzlich:
1 Amp. Horvi-Enzym-C 33

Orale Medikation:
Natrium chloratum D200, 2 Globuli 1x pro Monat, 5 x insgesamt.
Datisca cannabina D4
+ Syzygium jambolanum D2
im täglichen Wechsel, 3x 1 Tablette/Tag, 8 Wochen lang.
1–2 Teelöffel Ascorbinsäure mit Saft über den Tag verteilt trinken.

Im Anschluss:
Horvi-Enzym-Bufomarin forte liq.
+ Horvi-Nukleozym comp. 13 liq.
jeweils 3–5x pro Tag je 10 Tropfen im Abstand von 5 – 10 Minuten langsam auf der Zunge zergehen lassen, vor dem Essen, 2 Monate lang.

Langzeittherapie:
Myrtillus Olplx
+ Syzygium Komplex (Hanosan)
im täglichen Wechsel, nach Anweisung, über 2–3 Monate.

Danach kann **nochmals** zum Einsatz kommen:
Datisca cannabina D4
+ Syzygium jambolanum D2
im täglichen Wechsel, 3x je 1 Tablette pro Tag, über weitere 3 Monate.

Bei **drohenden Augen- und Nierenproblemen** ist 2x im Jahr eine **HOT-Behandlung** angesagt (kein Ozon mehr), je 8 Sitzungen.

Orale Medikation:
Phosphorus D200, 2 Globuli, 1x/Monat, mehrere Monate, und Crotalus horridus D6, 3x 1 Tablette pro Tag, über etwa 6 Wochen.

Zusätzlich Injektionstherapie:
1 Amp. Ginkgobakehl D4 (sanum)
\+ 1 Amp. Mucokehl D5
\+ 1 Amp. Circulo Injeel
zusammen aufziehen, i.v. spritzen, 2x pro Woche, über 2 Monate, anschließend 1x pro Woche, über weitere 3 Monate.

Zusätzlich:
Propionibacterium avidum D5, je 1 Kapsel 2x pro Woche, über ½ Jahr.

Die Einnahme der Bakterienpräparate erfolgt auf nüchternen Magen. Danach 4 Stunden nüchtern bleiben, d. h. entweder mitten in der Nacht, wenn man sowieso mal aufwacht, oder morgens nicht frühstücken und stattdessen die Präparate einnehmen. Eventuell auch ein frühes Abendessen und die Präparate 5–6 Stunden danach einnehmen vorm Zubettgehen.

Zusätzlich **Nierentee** nach Prof. Müller trinken (siehe Seite 15).

Immer wieder zwischendurch:
1 Amp. Vitamin B12 + Folsäure (Hevert)
zusammen aufziehen, i.v. oder i.m. spritzen, zur Senkung des Hämatokrits, der bei den Diabetikern immer erhöht ist.

Bei sehr schwierigen Fällen und jahrzehntelanger Diabetes empfiehlt sich eine **Kur mit Placenta-Frischextrakt**. Dies wird 10x gespritzt, jeweils 5x pro Woche, Samstag und Sonntag Wochenend-Pause, jeweils 2 ml, i.m. oder tief s.c.

Diabetische Retinopathie mit drohender Netzhautablösung

Meine Blutzuckerwerte sind gar nicht so hoch, weder mein Nüchternblutzucker noch mein HbA1 Wert, ich hatte vor 1 Jahr, eine Netzhautablösung, mein Augenarzt hat gemeint, dies sei bei Diabetikern häufig und wiederhole sich gerne. Ich habe von meinem Cousin gehört, dass es von der Homöopathie Hilfe gibt, ich bin etwas beunruhigt, dass so etwas nochmals passiert.

Ja, es gibt auf jeden Fall Hilfe.

HOT-Therapie 2x/Jahr, 10 Sitzungen, 2x/Woche. Es kann auch *im Wechsel* eine **Ozon-Therapie** und eine **HOT-Behandlung** je 1x/Jahr, 10 Sitzungen, 2x/Woche, durchgeführt werden.

Orale Medikation:
Crotalus horridus D200, 2 Globuli alle 6 Wochen, über 6 Monate und Phosphorus D6, 3x 5 Tropfen pro Tag oder 3x 5 Globuli pro Tag, 6 Wochen lang.

Anschließend:
Arnica D6, 3x 1 Tablette pro Tag, 6 Wochen lang.

Lokal:
Mucokehl D5 Augentropfen, 3x 1 Tropfen proTag in den äußeren Augenwinkel geben.

Injektionen:
1 Amp. Mucokehl D6
+ 1 Amp. Sanuvis
zusammen aufziehen, 1x/Woche i.m. spritzen.

Zusätzlich:
1 Amp. Circulo Injeel
+ 1 Amp. Ginkgobakehl
+ 1 Amp. Retina suis Injeel
zusammen aufziehen, i.v. spritzen, anfangs 2x/Woche, 4 Wochen lang, dann 1x/Woche.

Brillenhämatom – ringförmiger Bluterguss um beide Augen

Ich habe mir bei einem Unfall als Fluglehrer ein Brillenhämatom zugezogen. Mein Schüler hatte vergessen zu tanken und der Flieger setzte direkt vor dem Notlanden schlagartig auf. Der Notarzt kam, aber ich ging nicht mit ins Krankenhaus. Ich habe keine Kopfschmerzen, keine Sehstörungen, keinen Brechreiz. Die Verfärbung ist schon im Zurückgehen, es ist 38 Stunden her. Mein Club darf das nicht wissen, ich habe eine Woche Urlaub genommen. Haben Sie etwas, damit sich der Bluterguss schneller zurückbildet?

Arnica D200, einmalig 2 Globuli

Ledum palustre D4, 4x pro Tag je 1 Tablette

Lokal:
Mucokehl D5 Augentropfen ins Auge geben, 2x pro Tag je 2 Tropfen beidseitig in den äußeren Augenwinkel, außerdem sankombi D5 Tropfen, 2x pro Tag je 2 Tropfen um beide Augen verteilt einreiben, auch auf die Oberlider. Zusätzlich 2x pro Tag je 2–3 Tropfen Rescue Remedy Tropfen um die Augen einreiben.

Retinale Augenmigräne

Ich bin 38 Jahre alt und habe von Zeit zu Zeit Flimmern vor meinem linken Auge, manchmal auch rechts, aber stets einseitig. Blitze und weiße Schleier, Flackern und manchmal auch einseitige Kopfschmerzen, welche aber nicht immer begleitend vorkommen, manchmal handelt es sich auch nur um einen Kopfdruck, meist sind nur die Augen einseitig betroffen. Mein Augenarzt sagte, es handle sich um eine Netzhautsymptomatik, Migräne sei das nicht. Gibt es etwas zur Linderung der Symptome oder vorbeugend, dass ich davon nicht weiterhin plötzlich überrascht werde. Manchmal denke ich, ich werde auf dem betroffenen Auge blind, aber in Sekunden oder 1–2 Minuten ist alles wieder normal.

Geben Sie Mucokehl D5 Augentropfen in jedes Auge, 1–2 Tropfen, 1x pro Tag, jeweils in den äußeren Augenwinkel.

Oral:
sankombi D5 nach Anweisung über Monate,
Gelsemium D6, 3x pro Tag je 1 Tablette, über 6 Wochen,
Vitamin B12 Hevert und Folsäure als Langzeittherapie.

Nachtblindheit

Ich bin 26 Jahre alt und bei Partys und anderen Veranstaltungen muss ich immer sehr zeitig aufbrechen, weil ich in der Dunkelheit nichts sehe. Kann man den Prozess etwas aufhalten?

Geben Sie Mucokehl D5 Augentropfen in jedes Auge, jeweils in den äußeren Augenwinkel, 1–2 Tropfen pro Tag.

Reiben Sie zusätzlich sankombi D5 Tropfen über den Augenlidern ein, täglich 1–2 Tropfen, und nehmen Sie sankombi nach Vorschrift ein.

Vitamin A sollte hochdosiert zum Einsatz kommen.

Netzhautblutung

Ich bin Diabetiker, spritze seit 10 Jahren Insulin, mein Augenarzt hat mir gesagt, es sei 5 vor 12 Uhr, da ich auf dem linken Auge nur noch maximal 30 % sehe und auf dem rechten Auge weniger als 5 %. Und für mich ist das Allerschlimmste, wenn plötzlich wieder eine Blutung auf dem linken Auge passiert. Dann ist eigentlich alles dunkel. Meine Frau muss dann sofort von der Arbeit nach Hause kommen, weil ich mich nicht mehr zurecht finde. Gibt es etwas, dass die Blutung sich sehr schnell resorbiert, und auch vorbeugend, damit die Intervalle zwischen den einzelnen Blutungen größer werden?

Therapievorschlag Netzhautblutung akut

Orale Medikation:
Hamamelis D200, 2 Globuli einmalig
\+ Phosphorus D6, 4x pro Tag je 5 Tropfen bzw. 5 Globuli.

Weitere Möglichkeiten:
Calvakehl D3 nach Anweisung **oder**
Cinnamonium Heel nach Anweisung

Mucokehl D5 Augentropfen in beide Augen geben, 2x pro Tag je 1 Tropfen, jeweils in den äußeren Augenwinkel, dies ist eine Langzeittherapie. Die Augentropfen sind auch sehr gut als Prophylaxe geeignet.

Ein Therapievorschlag aus der **Horvi-Enzym-Therapie**:

Injektionen:
Horvi-Enzym-Crotalus forte und Horvi-Enzym-C 300 – 1 ml Crotalus forte und 2 ml C 300 **gleichzeitig**, getrennt, i.m. oder tief s.c. injizieren. Diese Präparate im fortlaufenden Wechsel mit folgenden Präparaten jeweils Montag, Mittwoch, Freitag, Montag usw. injizieren:

Horvi-Enzym-Elaps forte und Horvi-Enzym-Horvitrigon forte – je 1 ml gleichzeitig, **getrennt**, i.m. oder tief s.c. injizieren.

Orale Medikationen:
Horvi-Nukleozym Comp. 12 und Horvi-Nukleozym Comp. 12 a – 3x täglich je 8 Tropfen im Abstand von ca. 5–10 Minuten perlingual, vor dem Essen. Alle Tropfen mindestens 1 Minute im Mund behalten!

Horvi-Enzym-Crotalus forte liq. und Horvi-Enzym-C 300 liq. – an injektionsfreien Tagen, Dienstag und Samstag, 3x täglich je 8 Tropfen im Abstand von 5–10 Minuten perlingual, einige Zeit nach dem Essen.

Horvi-Enzym-Elaps forte liq. und Horvi-Enzym-Horvitrigon liq. – an injektionsfreien Tagen, Donnerstag und Sonntag, 3x täglich je 8 Tropfen, im Abstand von 5–10 Minuten perlingual, einige Zeit nach dem Essen.

Therapievorschlag Netzhautblutung vorbeugend

Orale Medikation:
Phosphorus D6, 4x pro Tag je 5 Tropfen bzw. 5 Globuli, über 6 Wochen.

Anschließend:
Lachesis D6, 3x pro Tag je 1 Tablette, etwa 4 Wochen, **dann**:
Arnica D6, 3x pro Tag je 1 Tablette, über 6 Wochen.

Mucokehl D5 Augentropfen, 1x pro Tag 1–2 Tropfen in beide Augen geben, jeweils in den äußeren Augenwinkel, und sankombi D5 zur Anwendung bringen: 1–2 Tropfen über den Augenlidern und ums Auge einreiben, 1x pro Tag. Dies ist eine Langzeittherapie.

Glaukom – Grüner Star

Ich leide am Grünen Star. Die Werte steigen, Beschwerden habe ich sonst keine, aber Angst vor eventuellen Eingriffen. Gibt es homöopathische Hilfe, damit der Druck konstant bleibt oder fällt? Danke.

Zu Beginn 4 Wochen lang **Injektionen**, 1–2x pro Woche **Mischspritze** aus:
1 Amp. Mucokehl D5
+ 1 Amp. Circulo Injeel
+ 1 Amp. Ginkgobakehl
+ 1 Amp. Oculus totalis suis Injeel
zusammen aufziehen, i.v. spritzen.

Anschließend:
Blutegelbehandlung alle 6 Wochen 2–3 Blutegel hinter jedem Ohr ansetzen, im Wechsel, einmal rechts, einmal links **und Ozon-Therapie**, 1–2x pro Jahr, jeweils 10 Sitzungen, 2x pro Woche.

Außerdem eventuell **Vitamin C 15g – Pascoe Infusionen**. Therapieschema siehe Seite 34.

Orale Therapie:
Phosphorus D6, 3x 5 Tropfen pro Tag oder 3x 5 Globuli, 6 Wochen lang.

Anschließend:
Aurum metallicum D6 3x 1 Tablette pro Tag, 6 Wochen lang.

Danach:
Glonoinum Homaccord Tropfen, nach Anweisung, über Wochen.

Langzeittherapie:
Propionibacterium avidum D5, anfangs 3x 1 Kapsel pro Woche, später 2x pro Woche 1 Kapsel, über Monate.

Die Einnahme der sanum-Bakterienpräparate erfolgt auf nüchternen Magen. Danach 4 Stunden nüchtern bleiben, d. h. entweder mitten in der Nacht, wenn man sowieso mal aufwacht, oder morgens nicht frühstücken und stattdessen die Präparate einnehmen. Eventuell auch ein frühes Abendessen und die Präparate 5–6 Stunden danach einnehmen vorm Zubettgehen.

Lokal:
Mucokehl D5 Augentropfen, 2x pro Tag je 1 Tropfen in jedes Auge geben, jeweils in den äußeren Augenwinkel, und je 1 Tropfen über jeder Schläfe einreiben. Während einer Blutegelbehandlung müssen die Augentropfen abgesetzt werden.

Weitere Therapien:

Die Horvi-Enzym-Therapie:

Oral:
Horvi-Nukleozym comp. 12 liq. und Horvi Naja-Reintoxin forte liq. und Horvi-Nukleozym comp. 12a liq., morgens und abends, je 2x pro Tag je 8 Tropfen, im Abstand von ca. 10 Minuten.

Injektionstherapie:
Horvi Naja mite, MO, MI, FR, je 2 Ampullen i.m. spritzen.

Und, wenn die Werte eventuell stressbedingt mal stark ansteigen sollten, dann kann die **Hypnose** sehr gut helfen. Der Druck sinkt um 5mm Hg durch Hypnose-Behandlungen.

Falls Sie doch mal Kopfschmerzen bekommen sollten, weil der Druck erhöht ist, dann nehmen Sie Gelsemium Homaccord Tropfen und spigelon nach Anweisung.

Wieder **folgende Mahnung**: Die Augenkrankheit kann nicht isoliert, abgekoppelt vom Gesamtstoffwechsel behandelt werden. Überprüfen Sie Ihre Ernährung, entsäuern Sie Ihren Körper mit alkala-N, sanuvis und Citrokehl. Weiterhin ist Eiweißfasten das große Thema, d. h. kein Schweinefleisch, keine Hühnerei- und Kuhmilchprodukte. Meiden Sie den weißen Zucker, süßen Sie mit Honig. Kaffee, Grüntee, Cola und Schwarztee sind untersagt (siehe Kapitel Ernährungsumstellung S. 17). Essen Sie nur 2x pro Woche Brot, Gemüsemahlzeiten sind angesagt. Haferbrot (60 % Hafermehl und 40 % Dinkelmehl) und Essäer Brot sollten Einsatz finden. Brot säuert zu stark.

Glaukom, Bachblütenbehandlung und Aromatherapie

Mein Augenarzt hat gesagt, dass ich unnötigen Stress wegen meiner erhöhten Augeninnendruckwerte möglichst meiden sollte. Meine Freundin hat ätherische Öle zur Beruhigung von ihrem Heilpraktiker bekommen. Bachblüten hat sie früher auch einmal bekommen. Ist so eine Behandlung auch für mich geeignet?

Ja, wenn Sie sehr unter Druck stehen oder aufgeregt sind, dann bringen Sie zunächst die Rescue Remedy Tropfen (Notfallmittel von Dr. Bach, siehe Kapitel Bachblüten S. 44) zum Einsatz. Geben Sie zunächst 4 Tropfen auf die Innenseite der Unterlippe und wiederholen Sie diesen Vorgang nach ¼ Stunde nochmals. Bis zur Besserung können Sie diese Behandlung noch 2–3x an diesem Tag im Abstand von je 1 Stunde nochmals zur Anwendung bringen.

Die **Bachblütenbehandlung** findet auch hier Anwendung. Bei Stresszuständen jeder Art kommen folgende Bachblüten zum Einsatz:
Aspen (Zitterpappel) .... gegen allgemeine Lebensangst
Mimulus (gefleckte Gauklerblume) .... gegen Angst vor konkreten Dingen
Cherry Plum (Kirsch-Pflaume) .... gegen unbeherrschte Gefühlsausbrüche
Oak (Eiche) .... gegen Verbissenheit und Unnachgiebigkeit
Holly (Stechpalme) .... für wütende, aggressive Menschen
Vervain (Eisenkraut) ....gegen übertriebene Begeisterung und Unternehmungslust
Agrimony (Odermenning) ...... gegen übertriebene Konfliktscheu, Alkohol- und Medikamentenabhängigkeit
Rock Water (Wasser aus einer Heilquelle) ...... gegen übertriebene Strenge und Diszipliniertheit
Impatiens (Drüsentragendes Springkraut) ... gegen Ungeduld und Nervosität
Rock Rose (Gelbes Sonnenröschen) ....gegen panische Angst
Rescue Remedy Tropfen (Notfallmittel von Dr. Bach) 4x pro Tag je 4 Tropfen über 1 Woche einnehmen (siehe Seite 45)

Die **Aromatherapie** hilft sehr gut, wenn eine Blutdruckerhöhung stressbedingt ist. Man kann Bachblüten und ätherische Öle gut kombinieren. Melisse, Lavendel, Palmarosa, Orange und Manuka wirken nervenberuhigend, entspannend und ausgleichend. Ich hatte damit über Jahrzehnte beste Erfolge.

Geben Sie zusätzlich zu den Rescue Remedy Tropfen 1–2 Tropfen Manuka Öl auf ein Taschentuch und atmen diesen Duft tief ein. Der Stress lässt nach und die Beruhigung tritt ein.

Der Inhaltsstoff von Manuka Öl ist Leptospermum. Leptospermusan wird auch gegen erhöhten Blutdruck eingesetzt, ich hatte damit sehr gute Erfolge, sowohl bei der Therapie des hohen Blutdrucks als auch beim Glaukom, besonders wenn der Auslöser Stress war.

Glaukom und Vitamin C

Meine Diagnose lautet Glaukom. Meine Tante bekam Hilfe mit Vitamin-C-Infusionen. Können sie mir helfen, indem Sie mir ein Schema geben, wie viele Infusionen und welche Dosierung mein Hausarzt mir die Infusionen verabreichen sollte. Er ist dazu bereit, hat allerdings wenig Erfahrung damit.

Mit diesen Infusionen konnte ich vielen Patienten helfen, die üblichen Kontraindikationen bei der Vitamin-C-15g-Pascoe Therapie sind ja bekannt. Das Therapieschema finden Sie auf Seite 34.

Glaukom – Verhütung

Meine Mutter und Tante haben die Krankheit Glaukom und müssen alle 4 Wochen zum Augendruckmessen. Kann ich vorbeugen, damit mir diese Krankheit erspart bleibt? Ich bin 51 Jahre alt.

Geben Sie in jedes Auge 1x pro Tag 1–2 Tropfen Mucokehl D5 Augentropfen, jeweils in den äußeren Augenwinkel. Dies ist eine Langzeittherapie.

Ein krankes Auge in einem sonst gesunden Körper gibt es nicht. Eine isolierte Augenkrankheit abgekoppelt vom Gesamtstoffwechsel ist nicht denkbar, kann nicht vorkommen. Deswegen sorgen Sie für einen gesunden Stoffwechsel.

Entsäuern Sie Ihren Körper mit alkala-N Pulver, 2x pro Tag je 1 Messlöffel voll, gelöst in heißem Wasser, nüchtern trinken, für 3 Wochen, anschließend alkala-S Pulver 1 Teelöffel voll täglich, in heißem Wasser gelöst zu den Mahlzeiten.

Außerdem sollten von Anfang an sanuvis, 60 Tropfen morgens, und Citrokehl Einsatz finden

Trinken Sie keinen Grüntee, keinen Bohnenkaffee, kein Cola, sonstige Süßgetränke und keinen Schwarztee.

Schränken Sie die Eiweißzufuhr ein, Schweinefleisch, Kuhmilch- und Hühnereiprodukte sind verboten. Alle Zuckerarten sollten im Haushalt gestrichen werden. Süßen Sie mit Honig.

Essen Sie Gemüse, Kartoffeln, Naturreis, Salat, Nüsse und 2x pro Woche Fisch (Makrelen, Lachs oder Thunfisch). Bevorzugen Sie grünes Blattgemüse.

Essen Sie nur 2–3x pro Woche Brot und zwar Haferbrot, welches Sie selbst backen können, aus 60 % Hafermehl und 40 % Dinkelmehl, um eine entsprechende Konsistenz zu erreichen. Das Essäer Brot, siehe Seite 21, ist auch geeignet. Die Brotmahlzeiten sollen durch Gemüsemahlzeiten ersetzt werden. Morgens essen Sie am besten den Frischkornbrei nach Bruker, siehe Kapitel *Ernährungsumstellung* auf Seite 17.

Vitamin C hilft auch die Augenkrankheit Glaukom zu verhindern. Dies ist ein sehr wichtiger Stoff zur Gesunderhaltung der Augen. Ich empfehle 2x pro Jahr Vitamin-C-15g-Pascoe Infusionen wie auf Seite 34 beschrieben.

Weitere Anwendungen:
Die Hämatogene Oxidationstherapie (HOT) (siehe Kapitel HOT auf Seite 31) hat besondere Auswirkung, wenn es um die Fließeigenschaft des Blutes geht. Die Verklebung der roten Blutkörperchen

wird gelöst. Die roten Blutkörperchen werden beweglicher und können auch durch die kleinsten Haargefäße wieder besser fließen. Eine optimale Sauerstoffversorgung hilft, Krankheiten vorzubeugen. Die Immunabwehr wird gesteigert. Sie sollten diese Behandlung 1x im Jahr, 10 Sitzungen, 2x pro Woche in Betracht ziehen. Auch eine Ozon-Behandlung kommt in Frage, allerdings rate ich zur HOT, die hierbei der Sauerstoff besser in die kleinen Gefäße eindringt.

Glaukom und die passende Ernährung

Ich bin 45 Jahre alt und mein Augeninnendruck ist schon leicht erhöht so wie bei meiner Mutter als sie so alt war. Meine Mutter hat über viele Jahre von ihrem Heilpraktiker Tropfen fürs Auge bekommen und eine ganz spezielle Ernährung wurde ihr verordnet. Aber leider lebt meine Mutter nicht mehr und ich kann sie nicht mehr fragen. Können Sie mir helfen?

Zunächst geben Sie in jedes Auges 2x pro Tag je 1 Tropfen Mucokehl D5 Augentropfen, jeweils in den äußeren Augenwinkel, und reiben Sie über jeder Schläfe 1x pro Tag je 1–2 Tropfen sankombi D5 ein.

Entsäuern Sie Ihren Organismus mit alkala-N Pulver, 2x pro Tag je 1 Messlöffel voll, in heißem Wasser gelöst, nüchtern trinken, 3 Wochen lang, anschließend soll alkala-S Pulver, 2x pro Tag je 1 Teelöffel voll in Wasser gelöst zu den Mahlzeiten getrunken werden. Sanuvis Tropfen, 1x pro Tag 60 Tropfen, und Citrokehl sollten abends zum Einsatz kommen.

Essen Sie viel Gemüse und Salat, 2x pro Woche entweder Fisch oder Geflügel, sonst keinerlei tierische Produkte. Butter ist erlaubt. Fischölkapseln können Sie einnehmen, aber bitte sonst keine Vitamintabletten. Frischkost ist dringend empfohlen, denn das Zusammenspiel der natürlichen Vitamine und Spurenelemente wirkt im Organismus anders als Vitamintabletten. Sämtliche Zuckerarten sollten im Haushalt gestrichen werden, süßen Sie mit Honig. Schwarztee, Grüntee, Bohnenkaffee und Cola müssen dringend gemieden werden. Seien Sie zurückhaltend mit dem Salzen.

Glaukom und Bachblüten

Ich gebe zu, ich bin ein unruhiger, nervöser Mensch, ich bin 45 Jahre alt, ich wollte manchmal, ich wäre etwas gleichgültiger, aber das ist nicht so einfach. Mein Augenarzt ermahnt mich oftmals, ruhiger zu werden, das wirke sich positiv auf den Augeninnendruck aus. Gibt es irgendwie Hilfe, vielleicht von den Bachblüten? Davon habe ich schon viel Gutes gehört. Meiner Mutter hat einmal die Bachblütentherapie sehr gut geholfen. Sie war damals depressiv.

Es gibt verschiedene Blüten, welche entspannend wirken:

Impatiens hilft, wenn bei Ihnen alles nicht schnell genug geht, wenn Sie sich gehetzt fühlen, wenn Sie ungeduldig und hektisch sind. Wenn Sie schusselig, kribbelig und unruhig sind, dann hilft Ihnen diese Blüte ruhiger zu werden. Dies hat auch Auswirkung auf den Augeninnendruck so wie auf den Blutdruck. Und ganz wichtig: Meiden Sie Bohnenkaffee, Schwarztee, Grüntee und Cola.

Holly kommt auch oft vor, wenn man einen gereizten Patienten behandelt. Man kann ja 5–6 Bachblüten in eine Einnahmeflasche von 30 ml geben. Holly passt gut auf gereizte, wütende und sogar aggressive Menschen, welche leicht verärgert sind und etwas gelassener werden, wenn sie mit dieser Blüte behandelt werden. Sie werden freundlicher und liebenswürdiger und das tut dem ganzen Körper gut.

Eine weitere Blüte, welche bei Stress und Hektik unbedingt berücksichtigt werden sollte, ist die Blüte **Cherry Plum**. Menschen, welche diese Blüte benötigen, sind unausgeglichen, unbeherrscht, unvernünftig und neigen zu Kurzschlusshandlungen. Gefühlsausbrüche bestimmen ihren Alltag und diese Menschen leiden darunter. So ein Gefühlsausbruch lässt den Blutdruck und auch den Augeninnendruck ansteigen. Wenn solche Menschen mit dieser Blüte behandelt werden, dann werden sie gelassener, ruhiger und ausgeglichener.

Eine weitere Blüte, welche mit Gefühlsüberdruck zu tun hat, ist die Blüte **Sweet Chestnut**. Menschen, die verzweifelt sind, völlig kopflos und sich oftmals in ausweglosen Situationen befinden, bekommen auf diese Weise Hilfe. Sie werden zuversichtlicher.

Ähnlich ist es bei der Blüte **Rock Rose**. Kopflosigkeit und Panik sind das Thema dieser Blüte, die zu den Angst-Blüten gehört. Man ist vor Angst völlig panisch und verliert jeden Überblick. Man ist nicht in der Lage, die Ausnahmesituationen zu meistern. Es gibt dadurch hohe Blutdruckwerte und auch der Augeninnendruck steigt.

Eine weitere Angst-Blüte ist **Mimulus**. Das Thema heißt Angst vor bestimmten, konkreten Dingen und Situationen. Auch bei allgemeinen Ängsten kommt diese Blüte zum Einsatz. Wenn ein Mensch lange unter Angst und Spannung steht, dann dreht der Blutdruck auch durch und oftmals reagiert auch der Augeninnendruck.

Und die 4. Angst-Blüte ist **Aspen**. Es handelt sich hier um eine unbegründete Angst, ein starkes Angstgefühl. Man kann gar nicht so genau sagen, wovor man sich fürchtet im Gegensatz zu der Angst bei Mimulus, welche zielgerichtet ist. Aber auch die Angst bei Aspen ist für den Blutdruck und Augeninnendruck keinesfalls zuträglich.

Rock Water, das Wasser aus einer Heilquelle, ist für starre, zu disziplinierte Menschen, welche zu streng zu sich selbst sind, geeignet. Solche Menschen gönnen sich nichts, haben ein sehr starres Lebensprogramm, man kann schon von Selbstkasteiung sprechen. Durch diese Lebenshaltung entsteht oft auch ein Bluthochdruck und ein erhöhter Augeninnendruck.

Und die letzte Blüte in diesem Zusammenhang ist **Oak**. Diese Menschen sind verbissen, ehrgeizig, pflichtbewusst, geben nie auf, gehen bis zum letzten. Sie können weder nachgeben noch aufgeben. Diese Blüte tut oft auch gute Dienste bei Bluthochdruck und krisenhaft erhöhtem Augeninnendruck.

Man kann die Blüten, welche in Frage kommen, auch mischen und entweder eine 30 ml Einnahmeflasche herstellen oder die Wasserglasmethode anwenden (siehe Kapitel Bachblüten auf Seite 44).

Und das Notfallmittel, von Dr. Bach noch selbst zusammengestellt, sind die **Rescue Remedy Tropfen**. Dieses Notfallmittel ist eine Mischung aus folgenden Einzelmitteln: Cherry Plum, Clematis, Impatiens, Rock Rose, Star of Bethlehem.

Bei einem erhöhten Augeninnendruck gibt man, wenn **Stress und Aufregung** die Ursache waren, 4 Tropfen auf die Innenseite der Unterlippe. Nach einer ¼ Stunde wiederholt man den Vorgang und nach 1 Stunde nochmals. Dieses Notfallmittel hilft sofort und immer, auch wenn man die Ursache der Situation nicht genau kennt (siehe Seite 45).

Grüner Star und Hypnose

„Ich bin 53 Jahre alt und habe wie meine Freundin den Grünen Star. Meine Freundin hat mit Hypnose-Sitzungen Hilfe bekommen. Ich konnte das kaum glauben, haben Sie damit Erfahrung?

Ja, mit Hypnose-Sitzungen können Sie den Augeninnendruck um 5 mm Hg senken. Das ist die große Entspannung, welche sich auswirkt.

Maculadegeneration

Ich bin 92 Jahre alt, ich war nur ein einziges Mal im Krankenhaus in meinem Leben, und zwar bekam ich auf der linken Seite ein neues Hüftgelenk. Ich nehme keinerlei Tabletten, mein Arzt, der mich vor der Narkose untersuchte, meinte, ich könne Herrn Heesters (108 Jahre) nacheifern, aber … ich sehe schlechter, es handelt sich um eine ***Maculadegeneration****. Mein Augenarzt meinte, es dauere zwar noch 8 Jahre bis es wirklich Hilfe gäbe. Ich will nicht blind werden, z. Zt. ist es noch eine trockene Form der Maculadegeneration aber die Sehkraft hat abgenommen. Bitte, helfen Sie mir. Danke.*

Mucokehl D5 Augentropfen 2x pro Tag je 1 Tropfen in jedes Auge, jeweils in den äußeren Augenwinkel.

Außerdem oral:
Phosphorus D6, 3x pro Tag je 5 Tropfen bzw. 5 Globuli, 6 Wochen lang.

Anschließend:
Arsenicum album D6, 3x pro Tag je 1 Tablette, 6 Wochen lang.

Injektionstherapie:
Zu Beginn 4 Wochen lang je 1–2 Injektionen pro Woche:
1 Ampulle Mucokehl D7
+ 1 Ampulle Circulo Injeel
+ 1 Ampulle Ginkgobakehl
+ 1 Ampulle Retina suis Injeel
zusammen aufziehen, i.v. spritzen.

HOT Behandlungen, 10 Sitzungen, 2x pro Woche im Frühjahr und Herbst, wenn der Stoffwechsel sich umstellt. Eventuell im Wechsel mit Ozon-Therapie, ebenfalls 1–2x pro Jahr, jeweils 10 Sitzungen.

Außerdem ist eine Vitamin-C-15g-Pascoe Infusionstherapie sehr nützlich (Schema siehe Seite 34).

Langzeittherapie:
Propionibacterium avidum D5, anfangs je 3x pro Woche 1 Kapsel, anschließend 2x pro Woche je 1 Kapsel, über Monate. (Einnahme der sanum Bakterienpräparate siehe Seite 113).

Orthomol Vision Kapseln und Fischöl Kapseln können Sie vorübergehend einnehmen.

Die Nosode Luesinum D200 soll alle 6 Wochen zum Einsatz kommen, und zwar je 2 Globuli, insgesamt 6 – 8x pro Kur.

Weitere Therapievorschläge:

sanum-Therapie:
Mucokehl D5 Augentropfen, 2x pro Tag je 1 Tropfen beidseitig in den äußeren Augenwinkel geben.

Entsäuerung mit alkala-N, anschließend alkala-S, sanuvis und Citrokehl nach Anweisung.

Mucokehl D7 Ampullen, 2x pro Woche je 1 Injektion, i.v. spritzen.

Oral:
sankombi D5, 1x pro Tag 5 Tropfen die Nase hochziehen.

Vitamin-C-15g-Pascoe Infusionen wie oben beschrieben.

Ganz wichtig: Zusätzlich zur Entsäuerungstherapie die Ernährung umstellen; auf tierisches Eiweiß nahezu ganz verzichten, vor allem auf Schweinefleisch, Kuhmilch- und Hühnereiprodukte, statt mit Zucker mit Honig süßen und Vollkornmehl im Haushalt verwenden.

Maculadegeneration – Vorbeugung

Kann ich irgendwie vorbeugen, dass ich nicht wie meine Tante und Cousine durch eine weit fortgeschrittene Maculadegeneration nahezu blind werde? Ich fürchte mich vor dem Alter, ich bin 69 Jahre alt.

Ja, geben Sie als Langzeittherapie Mucokehl D5 Augentropfen in jedes Auge, jeweils in den äußeren Augenwinkel, 1–2x pro Tag je 1 Tropfen. Reiben Sie zusätzlich 3x pro Tag je 1 Tropfen sankombi D5 über beiden Schläfen ein.

Als Anwendung empfehle ich eine Sauerstofftherapie, HOT (Hämatogene Oxidationstherapie), welche im entsprechenden Kapitel beschrieben ist. Die Fließeigenschaft des Blutes wird verbessert, die Verklebungen der roten Blutkörperchen werden gelöst. Das Auge wird besser mit Sauerstoff versorgt. Die ganze Immunabwehr wird gestärkt. Es handelt sich um 10 Sitzungen, 2x pro Jahr, im Frühjahr und Herbst, wenn der Stoffwechsel sich umstellt.

Sie können auch abwechselnd die HOT und die Ozontherapie zur Anwendung bringen, z. B. 10 Sitzungen HOT, z. B. im Herbst, und 10 Ozon Behandlungen im Frühjahr. Der Sauerstoffmangel ist die Ursache der Maculadegeneration. Die Durchblutung des Auges wird massiv angeregt, die roten Blutkörperchen werden beweglicher. Die Blutkörperchen können sich auch durch die kleinsten Haargefäße schlängeln. Ozon wirkt in jeder Hinsicht keimtötend, die Immunabwehr wird angeregt. Die Sauerstoffversorgung im gesamten Blut wird verbessert.

Was können Sie noch vorbeugend tun?

Ein krankes Auge in einem völlig gesunden Organismus ist unvorstellbar. Deshalb bringen Sie Ihren Stoffwechsel in Ordnung. Am Anfang steht die Entsäuerung.

Entsäuern Sie Ihren Körper mit alkala-N Pulver, 2x pro Tag je 1 Messlöffel in heißem Wasser gelöst, nüchtern trinken, 3 Wochen lang, anschließend alkala-S Pulver, 1 Teelöffel täglich in Wasser gelöst zu den Mahlzeiten.

Sanuvis sollte zum Einsatz kommen, 60 Tropfen morgens, außerdem Citrokehl nach Anweisung.

Reduzieren Sie unbedingt Ihre Eiweißaufnahme, Kuhmilch- und Hühnereiprodukte, außerdem Schweinefleisch sind verboten. Alle Zuckerarten sollten aus dem Haushalt verschwinden. Salzen Sie vorsichtig. Zum Süßen sollten Sie Honig verwenden.

Essen Sie Kartoffeln, Gemüse, Salat, Obst und 2x pro Woche Fisch (Makrelen, Thunfisch und Lachs). Brot sollte nur 2x pro Woche gegessen werden. Eine weitere Gemüsemahlzeit ist sinnvoll. Ich empfehle morgens den Frischkornbrei zu essen (siehe Kapitel Ernährungsumstellung auf Seite 17).

Maculadegeneration – Nahrungsergänzung?

Ich bin 56 Jahre alt und habe eine beginnende trockene Maculadegeneration. Mein Augenarzt hat mich sehr beruhigt, aber meine Tante wurde dann nach 8 Jahren – zunächst 4 Jahre trockene, danach weitere 4 Jahre feuchte Maculadegeneration – doch blind. Das geht mir nicht aus dem Kopf. Sie konsultierte auch regelmäßig den Arzt. Ich habe von Augenvitaminen als Nahrungsergänzung gehört. Ist das was für mich? Oder haben Sie sonst einen Rat?

Sie sind zu jung für Nahrungsergänzung. Ein alter Mensch, der vielleicht mit der Frischkost Probleme hat, kann als Ersatz Vitamine in Form von Tabletten einnehmen. Aber Sie sollten sich gut ernähren.

Zuerst muss der Organismus entsäuert werden mit alkala-N Pulver nach Anweisung, anschließend mit alkala-S Pulver, ebenfalls nach Anweisung, außerdem mit sanuvis Tropfen und Citrokehl. Halten Sie bitte die Diät nach Dr. Werthmann ein (siehe Seite **??**.

Katarakt – Grauer Star

Bei mir ist ein Grauer Star im Anmarsch, der Grüne Star, den ich von meiner Mutter geerbt habe, hätte mir wahrlich gereicht. Meine Freundin hat von einem Homöopathen oder Heilpraktiker, ich weiß das nicht so genau, Hilfe bekommen. Helfen Sie mir doch bitte auch. Danke. Mein Augenarzt hat mit keinen Wert mitgeteilt, das macht er bei den Kontrolluntersuchungen was den Grünen Star betrifft auch so.

Ganz wichtig: Sie können die Augenkrankheit nicht isoliert behandeln. Das Auge ist in den Gesamtstoffwechsel einbezogen. Entsäuern Sie Ihren Körper mit alkala-N, sanuvis Tropfen und Citrokehl (siehe 1. Kapitel vorn). Dann stellen Sie bitte Ihre Ernährung um. Essen Sie bitte kein Schweinefleisch, keine Kuhmilch- und Hühnereiprodukte, alles Zuckerarten müssen aus dem Haushalt verschwinden. Honig ist zum Süßen da. Und bitte sind Sie mit dem Salzen vorsichtig.

Vor einer Behandlung lassen Sie bitte Ihre Zähne sanieren, und auch sonstige Herde sollten ausgeschlossen werden. Falls nötig, suchen Sie einen Neuraltherapeuten auf.

Therapievorschläge:
Geben Sie in jedes Auge 2x pro Tag je 1 Tropfen Mucokehl D5 Augentropfen, in den äußeren Augenwinkel jeweils.

Injektionen:
Horvi-Enzym-Crotalus forte und Horvi-Enzym-C 300 – Mo., Mi., Fr. je 2 ml gleichzeitig, getrennt, i.m. oder tief s.c. injizieren.

Orale Medikationen:
Horvi-Nukleozym Comp. 12 und Horvi-Enzym-Naja forte liq. – 3x täglich je 8 Tropfen im Abstand von ca. 5–10 Minuten perlingual, vor dem Essen. Alle Tropfen mindestens 1 Minute im Mund behalten!

Horvi-Enzym-Crotalus forte liq. und Horvi-Enzym-C 300 liq. – an injektionsfreien Tagen, 3x täglich je 8 Tropfen im Abstand von ca. 5–10 Minuten perlingual, einige Zeit nach dem Essen.

Weitere Möglichkeiten:
Mucokehl D5 Augentropfen im täglich Wechsel mit Lento Nit K Augentropfen von der Firma Optima zur Anwendung bringen.

Injektionstherapie:
1 Amp. Mucokehl D6
\+ 1 Amp. Circulo Injeel
\+ 1 Amp. Ginkgobakehl
\+ 1 Amp. Oculus totalis suis Injeel
zusammen aufziehen, i.v. spritzen, 2x/Woche, über Wochen bis Monate.

Ein **Aderlass** sollte 1x im Monat Anwendung finden

Orale Therapie:
Phosphorus D6, 3x 5 Tropfen/Tag auf die Zunge geben oder 3x 5 Globuli lutschen, 6 Wochen lang.

Anschließend:
Calcium fluoratum D6, 3x 1 Tablette/Tag, 4 Wochen lang.

Dann:
Magnesium fluoratum D6, 3x 1 Tablette/Tag, 6 Wochen lang.

Zusätzlich zur homöopathischen Therapie muss Sanukehl myc., 3x je 5 Tropfen pro Tag oral, 2 Monate, zum Einsatz kommen.

Langzeittherapie:
Propionibacterium avidum D5, 3x 1 Kapsel/Woche, 3 Monate lang.

Die Einnahme der sanum-Bakterienpräparate erfolgt auf nüchternen Magen. Danach 4 Stunden nüchtern bleiben, d. h. entweder mitten in der Nacht, wenn man sowieso mal aufwacht, oder morgens nicht frühstücken und stattdessen die Präparate einnehmen. Eventuell auch ein frühes Abendessen und die Präparate 5 – 6 Stunden danach einnehmen vorm Zubettgehen.

Eventuelle **Zusatztherapie**, je nach Verlauf:
Mucokehl D5 morgens 1 Tablette lutschen
+ Nigersan D5 abends 1 Tablette lutschen
über 3 Monate.

Die Nosode Psorinum D200 soll alle 5 Wochen zum Einsatz kommen, jeweils 2 Globuli 1x pro Tag.

Als **Langzeittherapie** ist eine **Vitamin-C**-15g-Pascoe Kur zu raten. Therapieschema siehe Seite 34.

Eine HOT Behandlung 1x im Jahr, 10 Sitzungen, 2x pro Woche, ist sehr empfehlenswert, am besten im Wechsel mit der Vitamin C Kur im Frühjahr und Herbst.

Wichtig: Eiweißfasten und Purgation

Katarakt – Grauer Star und die passende Ernährung

Empfehlen Sie eine spezielle Ernährung, wenn die Diagnose Katarakt incipiens lautet? Mein Augenarzt spricht von einem beginnenden Katarakt, bei meiner Mutter hat das 5 Jahre gedauert, dann wurde sie doch operiert. Ich habe gehört, dass man mit der Ernährung viel helfen kann. Stimmt das?

Ja, die Ernährung ist ganz wichtig. Entsäuern Sie Ihren Organismus zunächst 3 Wochen lang mit alkala-N Pulver, 2x je 1 Messlöffel pro Tag in heißem Wasser, nüchtern trinken, anschließend alkala-S Pulver 1–2x pro Tag je 1 Teelöffel in heißem Wasser gelöst zu den Mahlzeiten trinken, zusätzlich von Anfang an morgens 60 Tropfen sanuvis und abends Citrokehl nach Anweisung.

Essen Sie viel Gemüse und Salat, Kartoffeln und Naturreis, meiden Sie tierische Produkte – außer 2x pro Woche Geflügel oder Fisch. Schweinefleisch und Kuhmilch- bzw. Hühnereiprodukte sind nicht erlaubt. Alle Zuckerarten sollen im Haushalt gestrichen werden, süßen Sie mit Honig.

Grünes Blattgemüse, Karotten und Fischöle sind besonders zu bevorzugen. Fischöle sind in Makrelen, Lachs und Thunfisch enthalten oder Sie können eventuell Fischölkapseln einnehmen.

Vitamintabletten sollten Sie nicht einnehmen, Frischkost ist enorm wichtig, das Zusammenspiel der einzelnen Vitamine und Spurenelemente bzw. Enzyme in der Frischkost ist wirkungsvoller als die Einnahme der Vitamintabletten.

Katarakt-Prävention

In meiner Familie sind 3 Personen, die an Grauem Star leiden. Ich bin 60 Jahre alt und bis jetzt ist bei mir noch alles in Ordnung. Aber bei meiner Mutter ging es auch erst mit 65 Jahren los. Nach 2 Jahren musste sie dann operiert werden. Kann ich vorbeugend etwas tun, um dieser Krankheit zu entgehen?

Ja, wie im Vorwort gesagt, kann man den Stoffwechsel vom Auge nicht vom Gesamtstoffwechsel isoliert betrachten. Ein krankes Auge in einem ansonsten gesunden Körper ist nicht vorstellbar. Deshalb mein Rat: Achten Sie auf Ihre Ernährung! Beginnen Sie damit, dass Sie Ihren Körper zunächst einmal entsäuern, und zwar mit alkala-N Pulver, 2x pro Tag je 1 Messlöffel voll in heißem Wasser lösen und nüchtern trinken, etwa 3 Wochen lang, anschließend alkala-S Pulver 1x am Tag 1 Teelöffel voll, in Wasser gelöst, zu den Mahlzeiten trinken. Zusätzlich 1x pro Tag sanuvis, 60 Tropfen, und Citrokehl Tropfen, nach Anweisung.

Reduzieren Sie Ihre Eiweißaufnahme. Hühnerei- und Kuhmilchprodukte, außerdem Schweinefleisch sind streng verboten. Auch alle Zuckerarten sollen durch Honig ersetzt werden. Seien Sie sparsam mit Salz. Essen Sie Kartoffeln, Naturreis, Gemüse, Salat, Nüsse, Obst und 2x pro Woche Fisch (Lachs, Makrelen, Thunfisch) (siehe Seite 17). Wenn Sie 3x pro Woche Brot essen, reicht das, ansonsten sind Gemüsemahlzeiten vorzuziehen. Ich empfehle Haferbrot und das Essäer Brot (siehe Seite 21). Haferbrot können Sie selbst backen, bestehend aus 60 % Hafermehl und 40 % Dinkelmehl, um die Konsistenz zu erreichen. Die anderen Brotsorten säuern zu sehr. Zum Frühstück soll der Frischkornbrei nach Bruker gegessen werden (siehe Seite 18).

Geben Sie Mucokehl D5 Augentropfen, 1x pro Tag je 1 Tropfen in jedes Auge, jeweils den äußeren Augenwinkel. Dies ist eine Langzeittherapie.

Vitamin C hilft auch den Katarakt zu verhindern. Das Therapieschema für Vitamin-C-Pascoe Infusionen nach Harald Krebs (Heilpraktiker) finden Sie auf Seite 34.

Fundus hypertonicus

Ich bin 62 Jahre alt, habe seit 30 Jahren einen erhöhten Blutdruck, es handelt sich um eine essentielle Hypertonie. Mit 32 Jahren wurde diese Diagnose gestellt. Jetzt habe ich seit Monaten Augenschmerzen, Kopfschmerzen und ich sehe schlechter. Mein Augenarzt hat mich gründlich untersucht und hat mir gesagt, dass an den arteriellen Gefäßen der Netzhaut (Arteriolen) Schäden zu erkennen seien, er sprach von einem Fundus hypertonicus. Und er sagte mir, dass dieser Zustand nur durch strengste Blutdruckeinstellung gebessert werden könne. Ich nehme 2 Blutdrucktabletten pro Tag, 2 verschiedene Sorten, aber immer wieder kommt es zu Blutdruckspitzen. Diese Spitzenwerte dürfen nicht lange dauern, sonst gibt es Dauerschäden an der Netzhaut. Können Sie mir eine Hilfe anbieten, damit die Spitzen nicht so häufig auftreten und ich diese möglichst schnell in den Griff bekomme?

Anwendungen:

4 **Blutegel** im Nacken ansetzen, alle 2–3 Wochen, 3x insgesamt, anschließend alle 6 Wochen über je 3 Wochen **Aderlässe**, 1x pro Woche

150–200 ccm, 6x insgesamt, je nach Konstitution, das muss Ihr Heilpraktiker entscheiden.

Eigenbluttherapie:
8 Wochen lang MO und FR je 1 Ampulle Mucokehl D5 i.v. spritzen; 2,0 ml Eigenblut und 1 Ampulle Mucokehl D5 i.m. spritzen. Diese Kur habe ich bei Harald Krebs, Heilpraktiker, kennen gelernt.

Oral:
Natrium chloratum D6, 4x pro Tag je 1 Tablette bis zur Besserung, dann 3x pro Tag je 1 Tablette, über Wochen.

Bei Patienten mit hochrotem Kopf und cholerischem Temperament statt Natrium chloratum D6 Phoenix Aurum spag. nach Anweisung.

Anschließend:
Glonoinum Homaccord
\+ Melilotus Homaccord
im täglichen Wechsel, nach Anweisung.

Zusatztherapie bei hartnäckigen Fällen:
Rauwolfia comp. Heel Ampullen, 3x pro Woche 1 Ampulle mit etwas Wasser trinken oder auch i.m. spritzen.

Von Anfang an Mucokehl D4, morgens 1 Kapsel über Monate.

In hartnäckigen Fällen empfehle ich auch die **Horvi-Enzym-Therapie**, mit der ich oft sehr gute Erfolge hatte. Die Rezeptur ist dem Horvi-Enzymed-Rezeptierbuch entnommen.

Injektionen:
2 ml Horvi-Enzym-Crotalus forte
\+ 3 ml Horvi-Enzym-Naja mite
gleichzeitig, **getrennt**, i.m. oder tief s.c. injizieren, wobei dem Crotalus forte jeweils 1 ml Horvi-Curare 4 beigemischt werden sollte.

Diese Präparate im fortlaufenden Wechsel mit folgenden Präparaten MO, MI, FR, MO usw. injizieren:
2 ml Horvi-Enzym-Triturus
\+ 2 ml Horvi-Enzym-Lactromactan
gleichzeitig, **getrennt**, i.m. oder tief s.c. injizieren.

Orale Medikation:
Horvi-Enzym-AP 7
+ Horvi-Nukleozym comp. 11
3x täglich je 8 Tropfen, im Abstand von 5 – 10 Minuten auf der Zunge zergehen lassen, vor dem Essen.

Man kann die einzelnen Verfahren auch gut untereinander kombinieren.

Zur Kräftigung alter Menschen hat sich eine Kur mit koreanischem **Ginseng** bewährt, in Form von Trinkampullen oder noch besser als Wurzel, 1–2x pro Tag ½ cm abschneiden und lutschen.

Die **Bachblütenbehandlung** findet auch hier Anwendung. Bei Stresszuständen jeder Art kommen folgende Bachblüten zum Einsatz:
Aspen (Zitterpappel) .... gegen allgemeine Lebensangst
Mimulus (gefleckte Gauklerblume) .... gegen Angst vor konkreten Dingen
Cherry Plum (Kirsch-Pflaume) .... gegen unbeherrschte Gefühlsausbrüche
Oak (Eiche) .... gegen Verbissenheit und Unnachgiebigkeit
Holly (Stechpalme) .... für wütende, aggressive Menschen
Vervain (Eisenkraut) .... gegen übertriebene Begeisterung und Unternehmungslust
Agrimony (Odermenning) ...... gegen übertriebene Konfliktscheu, Alkohol- und Medikamentenabhängigkeit
Rock Water (Wasser aus einer Heilquelle) ...... gegen übertriebene Strenge und Diszipliniertheit
Impatiens (Drüsentragendes Springkraut) ... gegen Ungeduld und Nervosität
Rock Rose (Gelbes Sonnenröschen) .... gegen panische Angst
Rescue Remedy Tropfen (Notfallmittel von Dr. Bach) 4x pro Tag je 4 Tropfen über 1 Woche einnehmen (siehe Seite 45)

Die **Aromatherapie** hilft sehr gut, wenn eine Blutdruckerhöhung stressbedingt ist. Man kann Bachblüten und ätherische Öle gut kombinieren. Melisse, Lavendel, Palmarosa, Orange und Manuka wirken nervenberuhigend, entspannend und ausgleichend. Ich hatte damit über Jahrzehnte beste Erfolge.

Geben Sie zusätzlich zu den Rescue Remedy Tropfen 1–2 Tropfen Manuka Öl auf ein Taschentuch und atmen diesen Duft tief ein. Der Stress lässt nach und die Beruhigung tritt ein.

Der Inhaltsstoff von Manuka Öl ist Leptospermum. Leptospermusan wird auch gegen erhöhten Blutdruck eingesetzt, ich hatte damit sehr gute Erfolge, sowohl bei der Therapie des hohen Blutdrucks als auch beim Glaukom, besonders wenn der Auslöser Stress war.

Hypertensive Krise (RR: 220 – 200/100 mm Hg)

Orale Medikation:
Glonoinum D3 (Weleda oder Stauffen Pharma SDF)

Bei alten schwachen Menschen:
Glonoinum D4, jeweils 10–15 Tropfen auf der Zunge zergehen lassen, 10 Minuten sitzen bleiben, dann wieder messen lassen. Eventuell 5 Tropfen nachgeben. Der Blutdruck normalisiert sich zuverlässig sehr schnell.

Weitere Verfahren:
Bei hypertoner Kreislaufsituation ist dringend die **Ernährung** umzustellen, streng kochsalzreduziert essen, **Verzicht** auf Kaffee, Alkohol, Grüntee, Schwarztee. **Eiweißfasten** ist angesagt, sowohl fleischlos als auch Kuhmilch- und Hühnerei-freie Kost. 1x/Woche einen **Fastentag** einlegen, nur **Basentee** nach Dr. Rau trinken (siehe Seite 14).

Für ausreichend **Bewegung** an der frischen Luft sorgen; bei Hypertonie empfiehlt sich ganz speziell Bergwandern.

Lidzucken

Ich bin 75 Jahre alt und leide unter nervösem Lidzucken. Können Sie mir helfen?

Ich empfehle Agaricus D6, 4x pro Tag je 1 Tablette am 1. und 2. Tag, dann 3x pro Tag je 1 Tablette.

Bei Versagen:
Tarantula Olplx nach Anweisung und eventuell zusätzlich 1 Ampulle neuro Injeel, i.v. spritzen, bei Bedarf am nächsten Tag wiederholen.

Zusätzlich immer Rescue Remedy Tropfen (Notfallmittel von Dr. Bach) aufs Augenlid einreiben, 3x pro Tag je 1 Tropfen und zusätzlich 1 Tropfen ums Auge.

Nervus opticus Atrophie

Mein Augenarzt hat mir keinerlei Hoffnung gemacht, er meinte, meine Sehkraft könnte mit zunehmenden Alter schlechter werden, ich bin 65 Jahre alt und ich sehe seit 2 Jahren zunehmend schlechter. Nervus opticus Atrophie ist die Diagnose, eine chronische Entzündung sei die Ursache. Ich suche dringend nach Hilfe. Danke.

Geben Sie 2x pro Tag Mucokehl D5 Augentropfen in bei Augen, jeweils 1– 2 Tropfen in den äußeren Augenwinkel und nehmen Sie abends 10 Tropfen Notakehl D5 ein.

Vitamin B hochdosiert sollte zum Einsatz kommen, anfangs in Spritzenform, dann oral.

Injektionstherapie:
Nervus opticus Injeel Ampullen: 2x pro Woche je 1 Ampulle i.v., i.m. oder s.c. spritzen, etwa 6 Wochen lang, anschließend 1x pro Woche, über Monate.

Zusätzlich Coenzyme comp. und Ubichinon comp. im täglichen Wechsel je 1 Ampulle trinken bzw. s.c. spritzen.

Maculaödem

Ich bin 80 Jahre alt und sehe immer schlechter, mein Augenarzt hat ein Maculaödem diagnostiziert.

Ein Therapievorschlag aus der Horvi-Enzym-Therapie:

Injektionen:
Horvi-Enzym-C 300 und Horvi-Enzym-Crotalus forte – MO, MI, FR, je 2 ml gleichzeitig, **getrennt**, i.m. oder tief s.c. injizieren.

Orale Medikationen:
Horvi-Nukleozym Comp. 12 a und Horvi-Enzym-Naja forte liq. – 3x pro Tag je 8 Tropfen, im Abstand von ca. 5–10 Minuten perlingual, vor dem Essen. Alle Tropfen mindestens 1 Minute im Mund behalten.

Horvi-Enzym-C 300 liq. und Horvi-Enzym-Crotalus forte liq. – an injektionsfreien Tagen, 3x pro Tag je 8 Tropfen, im Abstand von ca. 5–10 Minuten perlingual, einige Zeit nach dem Essen.

Zusätzlich 2x pro Tag Mucokehl D5 Augentropfen, in jedes Auge 1–2 Tropfen in den äußeren Augenwinkel geben.

Ptose

Ich hatte oftmals Gerstenkörner und Lidentzündungen am Oberlid des rechten Auges. Ich bin jetzt 65 Jahre alt und mein Augenlid rechts hängt herab. Gibt es hierfür Hilfe?

Geben Sie 2x pro Tag Mucokehl D5 Augentropfen in jedes Auge, 1–2 Tropfen in den äußeren Augenwinkel beidseitig.

Außerdem reiben Sie notakehl D5 Tropfen und nigersan D5, je 1–2 Tropfen über den Augenlidern ein, zusätzlich 2x pro Tag über beiden Schläfen je 2 Tropfen.

Ein Vitamin B Komplex sollte zum Einsatz kommen, außerdem Lipiscor von sanum, nach Anweisung.

Ursache von Augenleiden, eventuelle Störfelder, z. B. Zahnherde

Vor ½ Jahr war mein Augendruck noch in Ordnung und gestern sprach mein Augenarzt von einem beginnenden Glaukom. Ich bin 50 Jahre alt und in meiner Familie kam so etwas nie vor. Mein Augenarzt meinte, ich solle meinen Körper auf eventuelle Störfelder untersuchen lassen. Wo muss ich mich da hinwenden? Ich kenne mich damit überhaupt nicht aus.

Wenden Sie sich an einen Neuraltherapeuten, er untersucht Sie, z. B. auch Ihre Zähne, ob irgendwelche Herde die Ursache, der Auslöser für das Augenleiden sein können, eventuell auch entzündete Narben oder ein Galleleiden.

Das ist wahrscheinlich ein einmaliger Besuch, aber es lohnt sich. Störfelder sollten ausgeschlossen sein, wenn man so jung ist und in der Familie keinerlei Augenleiden waren. (Neuraltherapie siehe Seite 39).

Augenleiden – Störfelder

Ich habe ein beginnendes Glaukom und meine ältere Schwester liegt mir täglich in den Ohren, ich müsse mich von meinen toten Zähnen trennen. Ich bin 55 Jahre alt und meine Eckzähne am Oberkiefer sind wurzelgefüllt, schon seit 35 Jahren. Sehen Sie einen Zusammenhang zwischen dem beginnenden Glaukom und den toten Zähnen?

Ja, diese Eckzähne sollten auf jeden Fall gezogen werden, nach Huneke, dem Begründer der Neuraltherapie, kann jede Stelle des Körpers zum Störfeld werden und jede chronische Erkrankung durch ein Störfeld bedingt sein. Wenn Sie schon dabei sind, dann lassen Sie sich auch Ihre Narben am Körper untersuchen, der Bauchnabel ist die älteste Narbe.

Sehstörungen durch ein Blutgerinnsel im Gehirn

Ich bin 79 Jahre alt. Es war etwa 8 Uhr morgens und ich war schon unterwegs auf den Markt, ich fahre noch Auto. Plötzlich sah ich ein entgegenkommendes Fahrzeug nicht und es gab einen Blechschaden. Ich hatte an diesem Morgen Kopfschmerzen, was ich überhaupt nicht kenne. Mein Sohn brachte mich in die neurologische Klinik und die Ärzte meinten, der Gesichtsfeldausfall käme von dem Blutgerinnsel, welches aufgelöst wurde. Nach 4 Tagen konnte ich die Klinik wieder verlassen. Kann ich vorbeugend eine naturheilkundliche oder homöopathische Arznei einnehmen, um solch ein Geschehen zu verhindern?

Ja, diesmal war nicht das Auge erkrankt, sondern eine Gehirnschädigung war die Ursache.

Als Schlaganfallprophylaxe empfehle ich zuerst einmal Eiweißfasten, nicht zu viel Fett, viel Knoblauch, Zwiebel, Äpfel und insgesamt viel Rohkost. Der Rohkostanteil soll 60 % Ihrer Nahrung betragen. Dann verklumpt das Blut nicht, es fließt wieder, die roten Blutkörperchen sind nicht mehr in Geldrollenform zusammengeklebt, sondern können sich wieder verformen, durch die kleinen Gefäße im Gehirn durchschlängeln und verstopfen kein Gefäß.

Orale Medikation:
Langzeitbehandlung über Monate mit Mucokehl D4, morgens 1 Kapsel, und nigersan D4, abends 1 Kapsel, und sanuvis Tropfen, 1x 60 Tropfen am Tag, morgens.

Zusätzlich Propionibacterium avidum D5, 3x pro Woche je 1 Kapsel, über Monate.

(Einnahme der sanum Bakterienpräparate siehe Seite 113)

Anschließend Tebonin intens 1 Filmtablette pro Tag, auch über Monate.

Lokal:
sanukehl acne D6 und Mucokehl D5 im täglichen Wechsel, je 5–10 Tropfen über den Schläfen verteilt einreiben, mit 5 Tropfen beginnen und steigern.

Weitere Verfahren:

Blutegel-Behandlung:
4 Blutegel auf die Halswirbelsäule setzen, 1x im Monat, allerdings je nach Konstitution, das muss ein Naturheilkundler entscheiden, z. B. ein Heilpraktiker, oder 1x im Monat einen Aderlass, 100–200 ccm entnehmen, je nach Konstitution, manchmal kann man auch zu Beginn 6 Wochen lang 1x pro Woche einen Aderlass von 100 ccm vornehmen und später erst 1x im Monat. Auch das unterliegt der Entscheidung Ihres Heilpraktikers oder Naturarztes.

Eine weitere vorsorgliche Behandlung ist die HOT (Hämatogene Oxidationstherapie), welche das Blut auch dünnflüssiger macht. Der Sauerstoff bewirkt eine Vermehrung der roten Blutkörperchen. Insgesamt wird das Immunsystem stimuliert. Die Blutgerinnbarkeit wird herabgesetzt.

Eine weitere Anwendung ist die **Eigenbluttherapie**, es ist ein ganz altes Verfahren mit größten Erfolgsaussichten:
1.–5. Woche Montag und Freitag 2,0 ml Eigenblut und 1 Ampulle Ginkgobakehl, i.m. spritzen.

Sie können diese Kur 2x pro Jahr durchführen, im Frühjahr und Herbst, wenn der Stoffwechsel sich umstellt. Im Wechsel können Ginkgobakehl bzw. Cralonin als Ampulle hinzugefügt werden.

Dieses Verfahren habe ich in der Praxis von Harald Krebs, Heilpraktiker, kennengelernt und mit größtem Erfolg über Jahrzehnte eingesetzt.

Vitamin C: 2 Teelöffel Ascorbinsäure Pulver sollte als Zusatz täglich, verteilt über den Tag, mit Saft eingenommen werden.

Augeninfarkt – Augenvenenthrombose

Augeninfarkt war meine schreckliche Diagnose. Ich dachte, ich würde blind. Mein Augenarzt sprach von einem Gesichtsfeldausfall, bedingt durch eine Thrombose. Ich habe mein Sehvermögen wieder zurückgewonnen, ohne Einschränkung. Ich bin den Augenärzten so dankbar. Aber wie kann ich so eine Wiederholung vermeiden? Können Sie mir helfen? Danke.

Die Ursache der Thrombose im Auge ist die gleiche wie sonst im Körper. Die Fließeigenschaft vom Blut muss verbessert werden. Entsäuern Sie Ihren Körper zunächst mit alkala-N über 21 Tage, anschließend mit alkala-S und zusätzlich sanuvis, 60 Tropfen morgens und Citrokehl nach Anweisung.

Stellen Sie Ihre Ernährung um, reduzieren Sie Ihren Bedarf, Schweinefleisch, Kuhmilch- und Hühnereiprodukte sowie alle Zuckerarten sind verboten. Essen Sie Kartoffeln, Gemüse, Salat, Obst und 2x pro Woche Fisch (Makrelen, Thunfisch und Lachs). Schränken Sie Ihren Salzbedarf ein.

Zwei Brotmahlzeiten in der Woche genügen, ersetzen Sie weitere Mahlzeiten durch Gemüse. Ich empfehle, morgens den Frischkornbrei zu essen (siehe Seite 17). Backen Sie Ihr Brot am besten selbst und essen Sie Haferbrot (60 % Hafermehl und 40 % Dinkelmehl) und das Essäer Brot (siehe Seite 21).

An Medikation kommt Mucokehl D5 in Form von Augentropfen in Frage. 2x pro Tag je 1 Tropfen in den jeweils äußeren Augenwinkel geben. Zusätzlich reiben Sie Mucokehl D5 Tropfen um die Augen ein und auch über den Schläfen, jeweils 1 Tropfen täglich. Sankombi D5 nehmen Sie bitte nach Anweisung ein. Zusätzlich sanuvis Tropfen, morgens 60 Tropfen.

Als Langzeittherapie empfehle ich Propionibacterium avidum D5 (Holomed, Bezug siehe Anhang), 3x pro Woche je 1 Kapsel über Monate. Einnahme der sanum Bakterienpräparate siehe Seite 113.

Anschließend Tebonin intens, je 1 Filmtablette pro Tag, auch über Monate.

Weitere Verfahren:
4–6 **Blutegel** auf die Halswirbelsäule setzen, 1x pro Monat. Wenn Blutegel gesetzt werden, müssen die Mucokehl D5 Augentropfen, die Mucokehl Tropfen und die sankombi D5 Tropfen für 3 Tage abgesetzt werden. Oder:

Aderlässe, die Menge richtet sich nach der Konstitution, anfangs 1x pro Woche, 4x insgesamt, anschließend 1x pro Monat, ungefähr 6x. Ein Heilpraktiker oder Naturarzt sollte hinzugezogen werden.

Eine weitere Anwendung ist die **Eigenblutbehandlung**, welche sehr gute Erfolge hat. Die Praxis sieht folgendermaßen aus:

1.–5. Woche Montag und Freitag 2,0 ml Eigenblut und 1 Ampulle Ginkgobakehl oder circulo Injeel, i.m. spritzen.

Sie können diese Kur 2x im Jahr, im Frühjahr und Herbst, durchführen, wenn der Stoffwechsel sich umstellt.

Und noch ein Rat. Nehmen Sie 100–150 mg **Vitamin C** pro Tag, in Saft über den Tag verteilt.

Eine **HOT** (Hämatogene Oxidationstherapie) ist auch sehr sinnvoll, 2x pro Jahr je 10 Sitzungen, 2x pro Woche. Die Fließeigenschaft des Blutes wird massiv verbessert. Dem Infarkt wird somit vorgebeugt.

Augenerkrankungen – Herdgeschehen

Meine Mutter bekam ihre Blinddarmnarbe von einem Neuraltherapeuten entstört, weil sie prämenstruell fast 14 Tage lang massive Ödeme in den Ober- und Unterschenkeln hatte und auch über den ganzen Bauch. Ich kann mich nicht erinnern, ob diese Anwendung geholfen hat, und jetzt sagt meine Mutter, ich solle doch auch einmal einen Neuraltherapeuten aufsuchen und meinen beginnenden Katarakt abklären lassen, ob eine Ursache zu finden ist. Ich weiß gar nicht, was man als sogenanntes Störfeld betrachten muss. Ist es ratsam mich dahingehend untersuchen zu lassen?

Prinzipiell kann jede Krankheit durch ein Störfeld ausgelöst sein und unterhalten werden. Und es kann jede Stelle des Körpers zum Störfeld werden.

Die wichtigsten Störfelder sind die Tonsillen, welche chronisch entzündet sein können und Krankheitskeime beherbergen. Als weiteren Herd sind die Zähne zu nennen. Wurzelentzündungen müssen behandelt und tote Zähne sofort entfernt werden.

Einen weiteren Infektionsherd nehmen die Nebenhöhlen ein, hauptsächlich die Kieferhöhle.

Und weiter können die Gallenwege Herde darstellen, sowie der gesamte Verdauungstrakt wie der Magen, Darm und die Bauchspeicheldrüse.

Die Blase kann auch ein wichtiger Herd sein, dies kann man am besten durch gelegentliche Urinuntersuchung rausfinden. Sämtliche Narben am Körper, auch der Bauchnabel, werden vom Neuraltherapeuten untersucht und, falls nötig, unterspritzt. Es ist sinnvoll, zu Beginn der Behandlung einer chronischen Erkrankung einen Neuraltherapeuten zu konsultieren.

Gefäßsklerose – Ursache von Augenleiden

Ich wurde vor 2 Jahren am Katarakt operiert und jetzt sehe ich wieder ganz schlecht. Es handelt sich um eine Maculadegeneration. Mein Augenarzt hat mir ein Kontrastmittel eingespritzt und meine Augen ganz gründlich untersucht. Er sprach von einer Gefäßsklerose, ich bin 75 Jahre alt, gibt es Hilfe, dass die Sklerose nicht weiter fortschreitet, da dies eine mögliche Ursache von der Maculadegeneration sei?

Ja, es gibt Hilfe. Eine **Injektionstherapie** empfehle ich:
1 Ampulle circulo Injeel
\+ 1 Ampulle Mucokehl D5
\+ 1 Ampulle Nigersan D6
\+ 1 Ampulle Ginkgobakehl
zusammen aufziehen, i.v. spritzen, 1x pro Woche über 2–3 Monate.

Medikation: sanukehl acne D6, 10 Tropfen pro Tag, zur Hälfte in die Ellenbeuge einreiben, die andere Hälfte einnehmen, über 8 Wochen.

Secale Olplx Tropfen nach Anweisung über 6 Wochen.

Anschließend:
Aurum jodatum D6, 3x pro Tag je 1 Tablette, über weitere 6 Wochen.

Danach:
Horvi-Nekleozym Comp. 5 und Horvi-Nukleozym Comp. 20, 3x pro Tag je 8 Tropfen im Abstand von 5–10 Minuten auf der Zunge zergehen lassen.

Langzeittherapie:
Propionibacterium avidum D5 (Bezug Holomed, siehe Anhang), 3x pro Woche, je 1 Kapsel vor dem Schlafengehen, über 4 Monate.

Später:
Tebonin intens, 1 Kapsel pro Tag im täglichen Wechsel mit Leptospermum Tropfen (Holomed) nach Anweisung.

Wenn die Spritzenserie zu Ende ist oder anstatt der Spritzenserie, kommt eine **Eigenbluttherapie** in Frage: 1.–5. Woche: jeweils Montag und Freitag 2,0 ml Eigenblut und 1 Ampulle Ginkgobakehl oder circulo Injeel i.m. spritzen. Sie können diese Kur 2x im Jahr, im Frühjahr und Herbst, durchführen, nämlich dann, wenn der Stoffwechsel sich umstellt.

Als Zusatz empfehle ich, täglich 2 Teelöffel **Ascorbinsäure** in etwas Saft aufgelöst über den Tag verteilt einzunehmen, da die Ascorbinsäure einen besonders günstigen Einfluss auf die Alterungsprozesse der Gefäße ausübt. Die Gefäßwände bleiben elastischer und die Plaquebildung an der Intima-Media wird aufgehalten.

Sie können auch **Vitamin-C-Infusionen Pascoe** 2x pro Jahre zum Einsatz bringen. Das Therapieschema finden sie auf Seite 34.

Auch eine **HOT** Behandlung bzw. eine **Ozon** Behandlung 1–2x im Jahr wirken der Plaques Bildung an Gefäßen entgegen. Das Blut fließt wieder besser, die Verklebung der roten Blutkörperchen wird aufgelöst, die Geldrollenbildung verschwindet. Der Sauerstoff beugt den Alterungsprozessen vor. Die HOT Behandlung wird 1–2x pro Jahr, im Frühjahr und Herbst, durchgeführt, ebenso die Ozon Behandlung, am besten beide Behandlungen im Wechsel.

Nosodenbehandlung bei Augenkrankheiten

Meine Tante leidet seit 10 Jahren an Grauem Star. Eine Operation wurde nicht notwendig, die Sehschwäche ist nicht stark fortgeschritten. Sie bekam von ihrem homöopathisch arbeitenden Arzt Psorinum D200 in Form von Globuli. Diese Arznei musste sie lange Zeit alle 4 Wochen zur Anwendung bringen. Jeweils 2 Globuli musste sie lutschen. Ich habe den Grünen Star und mein Bruder sieht sehr schlecht auf Grund einer Maculadegeneration. Ist Psorinum auch für unsere Augenkrankheiten geeignet? Danke.

Nein, die Nosode Psorinum ist nur für Patienten, welche an Grauem Star leiden, geeignet und hilft treffsicher. Patienten, die von Grünem

Star betroffen sind oder an einer Maculadegeneration leiden, benötigen die Nosode Luesinum in verschiedenen Potenzen, welche Potenz, das muss der Homöopath oder der Heilpraktiker entscheiden und dann ist auch mit Sicherheit von dieser Arznei im Zusammenspiel mit dem passenden Konstitutionsmittel große Hilfe zu erwarten.

Zuletzt noch eine Liste der Arzneien, welche bei der Behandlung vom **Grauen Star** in Frage kommen:
Phosphorus D6, Causticum D12, Calcium fluoratum D12, Conium maculatum D30, Magnesium fluoratum D12, Colchicum D30, Thiosinaminum D6, Agaricus D12, Cannabis sativa D30, je nach Arzneimittelbild.

Nosode: Psorinum D30, D200, D1000.

Beim **Grünen Star:**

Belladonna D30, Aconitum napellus D30, Bryonia D30, Opium D12, Glonoinum D30, Phosphorus D6, Arsenicum album D12, Gelsemium D30, Aurum metallicum D30, je nach Arzneimittelbild.

Nosode: Luesinum D200/D1000, gelegentlich auch Psorinum D200/D1000.

Bei der Maculadegeneration:

Phosphorus D6, Arsenicum album D6, Mercurius solubilis D30, Plumbum metallicum D6, Conium maculatum D30, je nach Arzneimittelbild.

Nosode: Luesinum D200/D1000.

3 Arzneimittelbilder der homöopathischen Arzneien

Die einzelnen **Arzneimittelbilder** der oben genannten Mittel in Kürze:

Der **Phosphorus**-Patient sieht alles wie durch einen Schleier, schwarze Ringe und Punkte vor den Augen stören beim Erwachen und zu Bett gehen. Grüne und rote Ringe bzw. Buchstaben und Doppelsehen kommen bei Patienten vor, die Phosphorus benötigen. Über Augenschmerzen klagen die Patienten häufig. Nach Anstrengung und bei Ermüdung werden die Sehstörungen schlechter. Phosphorus hilft beim Grauen und beim Grünen Star und bei der Maculadegeneration.

Der **Causticum**-Patient klagt über dunkle Flecken vor den Augen, manchmal kommt es zu Flimmerattacken und Paralyse der Augenlider, Stimmbänder und der Schluckmuskeln sowie bei alten Patienten zur Paralyse der Extremitäten. Causticum hilft hervorragend beim Grauen Star.

Calcium fluoratum braucht der Patient, bei dem Funkeln und Flimmern vor den Augen bemerkt werden. Auch häufige Konjunktivitis kommt vor. Eine *kongenitale Syphilis und Tuberkulose* ist nach Boericke bei solchen Patienten zu beobachten. Der Graue Star und die Maculadegeneration sind die Einsatzgebiete von Calcium fluoratum.

Conium maculatum benötigen Patienten, welche stark lichtscheu sind und unter starkem Tränenfluss leiden. Künstliches Licht verschlimmert. Aufsteigende Lähmung, Müdigkeit und Zittern der Beine sind oftmals charakteristisch. Patienten klagen über eine große Schwäche und Nachlassen vom Gedächtnis. Depressionen und Angst vor dem Alleinsein kommen häufig vor. Conium maculatum hilft beim Katarakt und der Maculadegeneration.

Thiosinaminum, ein Derivat aus Senfsamenöl, ist zur Auflösung von Verhärtungen wie Narbengewebe und Fibromen bzw. Strikturen geeignet. Der Katarakt schreitet nicht weiter fort. Arteriosklerose ist ein Thema von Thiosinaminum. Ich habe diese Arznei selten gebraucht, aber wenn, war die Hilfe prompt und zuverlässig.

Cannabis sativa ist ein Hanfgewächs, welches bei Katarakt hilft. Die Patienten klagen über Schmerzen in den Augäpfeln und über verwischtes Sehen. Hornhauttrübungen stellt der Augenarzt fest. In den Gegenden, wo dieses Hanfgewächs zum Einsatz kommt, kennt man keinen Grauen Star. Ich hatte mit dieser Arznei sehr gute Erfahrung gemacht und zwar über Jahrzehnte.

Colchicum, die Herbstzeitlose, benötigen Patienten, welche über Tränenfluss, verwischtes Sehen und Flecken vor den Augen klagen. Rheumatische Beschwerden sind das Thema von Colchicum, Kälteverschlimmerung und nächtliche Verschlimmerung. Das Einsatzgebiet ist der Graue Star.

Plumbum metallicum ist ein sehr gutes Arzneimittel bei Grünem Star und bei Maculadegeneration. Plötzliches Sehvermögen kommt vor. Arteriosklerose ist ein großes Thema von Plumbum metallicum. Die Blutbildung wird beeinflusst. Die Patienten sind blass, ikterisch und anämisch. Ohrenklingen kommt oftmals vor.

Opium hilft bei Grünem Star, die Augen sind starr glänzend, die Pupillen kontrahiert. Depressionen und Mangel an Vitalreaktionen, sowie Schmerzlosigkeit sind Themen von Opium. Bei Patienten, bei denen diese Droge indiziert war, kann ich über Jahrzehnte von großem Erfolg berichten, hauptsächlich bei Grünem Star.

Arsenicum album hilft beim Grünen Star und bei der Maculadegeneration. Brennende Schmerzen, hauptsächlich nachts, heißer Tränenfluss und Lichtempfindlichkeit sind charakteristisch. Oftmals findet man Ödeme um die Lider. Wärme wird als angenehm empfunden. Verschlimmerung nach Mitternacht und durch Kälte.

Mercurius solubilis half meinen Patienten, wenn sie diese Arznei benötigten, sehr zuverlässig. Die Lider sind bei Mercurius Patienten oftmals rot und geschwollen. Schwarze Flecken kommen häufig vor, nächtliche Verschlimmerung ist charakteristisch, auch nasses, feuchtes Wetter ist ungünstig. Die Maculadegeneration spricht auf Mercurius solubilis sehr gut an.

Aurum metallicum, das Gold, hilft bei Grünem Star. Lichtscheu, Kopfschmerz, Doppelsehen und Schmerz in den Augäpfeln sind charakteristisch. Doppelsehen und Tränenfluss sind weitere Themen von Aurum metallicum. Der Aurum-Patient ist oft sehr niedergeschlagen, depressiv und Selbstmordgedanken kommen relativ häufig vor. Nächtliche Verschlimmerung der Beschwerden ist charakteristisch. Arteriosklerose ist auch ein Thema von Aurum metallicum.

Aconitum napellus hilft bei Grünem Star. Die Patienten klagen über ein Gefühl als ob Sand in den Augen wäre. Die Augen einschließlich der Lider sind rot und entzündet, kalte Winde und Zugluft werden nicht vertragen. Verschlechterung nachts und bei Wind. Auch Tabakrauch wird nicht vertragen.

Belladonna, die Tollkirsche, hilft beim Grünen Star. Die Pupillen sind erweitert, die Augen oftmals hervortretend, die Bindehaut ist rot aber trocken, diese brennt. Doppelsehen ist ein weiteres Thema. Die Augen glänzen.

Glonoinum hilft beim Grünen Star. Funken vor den Augen, hervorstehende, dunkelrote Augen kommen vor. Verschlechterung in der Sonne, durch Hitze und helles Licht.

Gelsemium, der wilde Jasmin, hilft beim Grünen Star hervorragend. Schwere Augenlider, Doppelsehen, verschwommenes Sehen, Netzhautablösung und Schwindel sind Themen von Gelsemium.

4 Anhang

Sanum-Therapie

Die Sanum-Therapie geht auf Prof. Enderlein zurück; sie befasst sich mit Präparaten aus Schimmelpilzen, außerdem mit Bakterienpräparaten und Haptenen-Präparaten (= Sanukehl Präp.).

Die Sanum-Therapie verdient durch ihre Entgiftungsfunktion auch den Namen Milieutherapie bzw. Regulationstherapie. Ich rate zu einem intensiven Studium dieser Therapie; die Erfolge mit diesen Arzneien sind verblüffend, auch wenn andere Naturheilverfahren versagen.

Einnahme der sanum-Bakterienpräparate:

Die Einnahme der sanum-Bakterienpräparate erfolgt auf nüchternen Magen. Danach 4 Stunden nüchtern bleiben, d. h. entweder mitten in der Nacht, wenn Sie sowieso mal aufwachen, oder morgens nüchtern, nicht frühstücken. Eventuell auch ein frühes Abendessen und die Präparate nach 5 – 6 Stunden einnehmen.

Ätherische Öle

Ätherische Öle sind Pflanzenextrakte und zählen zu den sekundären Pflanzenstoffen. Die ätherischen Öle befinden sich in den Öldrüsen der Pflanzen. Diese sind in den verschiedensten Pflanzenteilen vorhanden, wie z. B. Blüten, Blättern und Wurzeln. Die Öle sind leicht flüchtig und sind nicht mit den üblichen Ölen vergleichbar. Sie verdunsten rückstandslos. Ätherische Öle werden in der Komplementärmedizin zur Behandlung ganz verschiedener Erkrankungen eingesetzt, sowohl gegen körperliche als auch psychische Beschwerden. Die Öle werden im folgenden bei rheumatischen Erkrankungen auf der Haut aufgetragen und gelangen somit in den ganzen Körper. Die Behandlung ist risikoarm. Allergiker und Asthmatiker müssen vorsichtig sein.

Ätherische Öle wirken, indem sie die Selbstheilung des Körpers in Gang setzen. Sie sind vielseitig einsetzbar, als Raumbedufter, zur Inhalation, als Badezusatz, zur Mundspülung und auch zum Einnehmen gibt es Rezepturen.

Bach-Blüten Rescue Tropfen – Eine kleine Wunderwaffe

Bei allen Ausnahmesituationen – bei Schmerzen, Krämpfen, Erschöpfung jeder Art, Kreislaufbeschwerden, Ohnmacht, Stress, Panikattacken, Überarbeitung, Übernächtigung, Schreck, Unfall, Wunden, Angstzuständen, Aufregung, völligem Durchdrehen – nehmen Sie 2–3 Tropfen im Abstand von 5–10 Minuten auf die Zunge (bei Ohnmacht können die Tropfen auch auf die Lippen geträufelt werden), solange bis Besserung eintritt, dann eventuell nochmals 2–3x pro Tag.

Hält die Belastung über mehrere Tage an, dann lassen Sie für einige Tage alle 1–2 Stunden 2 Tropfen auf der Zunge zerschmelzen.

Bei Wunden können Sie die Tropfen um die Wunde einreiben oder besser die Rescue Salbe verwenden.

Bei Prellungen werden die Tropfen eingerieben, bei Insektenstichen, Zeckenbissen u. ä. können die Tropfen sowie die Salbe Anwendung finden.

Säuglingen können Sie 2 Tropfen Rescue ins Badewasser geben.

Tiere können die Rescue Tropfen von der Hand abschlecken oder im Trinkwasser zu sich nehmen.

Sie können auch die Wasserglasmethode zur Anwendung bringen:

In ein Glas Wasser (abgekochtes bzw. stilles Wasser oder besser Quellwasser) geben Sie 4 Tropfen Rescue (keinen Metalllöffel verwenden!) und trinken alle 5–10 Minuten einen Schluck, den Sie mindestens 1 Minute im Mund lassen, bevor Sie ihn schlucken. Wenn Besserung eintritt, dann trinken Sie den Rest des Glases über den Tag verteilt.

Sie können auch Umschläge damit machen, z. B. bei Schmerzen, Prellungen, Krämpfen, Blutergüssen usw.

Bei Schmerzen können Sie die Bachblüte Agrimony im Verhältnis 5:1 zu den Rescue Remedy Tropfen geben, diese Mischung hilft bei Schmerzen besonders gut; wenn dabei ein psychischer Ausnahmezustand auffällt, dann geben Sie noch 1 ml Sweet Chestnut dazu, das Kind wird ruhiger, hört auf zu weinen.

z. B. Rp.

Rescue Remedy Tropfen 5 ml
+ Agrimony 1 ml ad 6 ml
+ eventuell Sweet Chestnut 1 ml ad 7 ml

Sie können damit Einreibungen vornehmen oder Umschläge machen. Die Menge der Tropfen muss natürlich erhöht werden, je nachdem wie großflächig der Schmerzbezirk ist.

Es besteht auch die Möglichkeit, eine Einnahmeflasche herzustellen: Ein 30 ml Arzneifläschchen mit einer Gummitropfpipette aus der Apotheke zu ⅔ mit abgekochtem oder stillem Wasser und mit ⅓ Schnaps (Himbeergeist o. ä. oder mediz. Alkohol innerlich) füllen, 6 Tropfen Rescue dazu geben und verschließen.

Von dieser Mischung werden zu Beginn 2–3x 4 Tropfen alle 10 Minuten auf die Zunge gegeben, später seltener (3–4x/Tag).

Liste der Bach-Blüten und ihre Bezifferung

Nr.	Bach-Blüte	Deutsche Bezeichnung
1	Agrimony	Gemeiner Odermennig
2	Aspen	Espe / Zitterpappel
3	Beech	Rotbuche
4	Centaury	Tausendgüldenkraut
5	Cerato	Bleiwurz
6	Cherry Plum	Kirschpflaume
7	Chestnut Bud	Rosskastanienknospe
8	Chicory	Wegwarte
9	Clematis	Gewöhnliche Waldrebe
10	Crab Apple	Holzapfel
11	Elm	Englische Ulme
12	Gentian	Herbstenzian
13	Gorse	Stechginster
14	Heather	Schottisches Heidekraut
15	Holly	Europäische Stechpalme
16	Honeysuckle	Geißblatt
17	Hornbeam	Hainbuche
18	Impatiens	Springkraut
19	Larch	Europäische Lärche
20	Mimulus	Gefleckte Gauklerblume
21	Mustard	Ackersenf
22	Oak	Eiche
23	Olive	Ölbaum
24	Pine	Schottische Kiefer
25	Red Chestnut	Rote Kastanie
26	Rock Rose	Gelbes Sonnenröschen
27	Rock Water	Fels-Quellwasser
28	Scleranthus	einjähriger Knäuel
29	Star of Bethlehem	Doldiger Milchstern
30	Sweet Chestnut	Esskastanie / Edelkastanie
31	Vervain	Eisenkraut
32	Vine	Weinrebe

33 Walnut	Walnuss
34 Water Violet	Wasserfeder
35 White Chestnut	Weißblühende Rosskastanie
36 Wild Oat	Waldtrespe
37 Wild Rose	Hecken-Rose
38 Willow	Gelbe Weide
39 Rescue Remedy	Notfalltropfen

Diät nach Dr. Konrad Werthmann

Dr. Konrad Werthmann

Facharzt für Kinder- und Jugenheilkunde, Arzt für Allgemeinmedizin, A-5020 Salzburg

Diätanleitung für chronisch Kranke und Allergiker

Verboten:

1. KUHMILCH und ihre PRODUKTE

   Butter, Quark, Molke, Käse, SCHOKOLADE, herkömmliche Margarine, französisches Salatdressing

2. HÜHNEREI und seine PRODUKTE

   Kuchen, Torten, Knödel, Paniertes (Gebackenes), Mayonnaise, Pfannkuchen, Löffelbiskuits, chinesische Frühlingsrolle, Eierteigwaren, Kekse

3. NÜSSEMIX und ZELLULOSEBELASTUNG

   Hasel-, Walnüsse, Nutella, Nuss-Müsliriegel, Mandeln, Kokosnuß, grobkörnige Vollkornbrote, Kerne (Sonnenblumen-, Kürbis-, Pinienkerne), Frischobst, Frischgemüse, Frischsalat, Trockenobst, Rohkostsalate

4. HISTAMINBRINGER

   Dosenfische, Sardinen, Sardellen, Schweinefleisch, Speck, Hasen- und Kaninchenfleisch

5. NASENALLERGIKER (Nebenhöhlen, Pollinose, Dauerschnupfen)

   ZWIEBEL in jeder Form, SUPPENWÜRFEL, Schnittlauch, Knoblauch, Lauchgemüse, Senf, Ketchup

   SÄUREBRINGER (wie Zitrusfrüchte, Kiwi, Beerenobst)

Erlaubt:

1. Ersatz für KUHMILCH

   Für Säuglinge: Sojamilch MILUPA SOM (und -Brei) HUMANA SL (und -Brei), GALACTINA MAMMINA

   Ältere Kinder/Erwachsene: Sojamilch und Produkte: Sojadrink, Sojadessert, Sojadream (Schlagsahne), Sojacream (Sauerrahm)

   Ziegenmilch und Produkte (immer ½ Milch - ½ Wasser): Ziegenjoghurt, -Butter, -Käse, -Quark

   Schafmilch und Produkte – immer ½ Milch - ½ Wasser (aus Werthmann – Schaf- und Ziegenmilch:

   Schafjoghurt, -Käse, -Butter, -Quark

   Kuhmilchfreie Margarine:

   ALSAN-S 250g, VITASIEG 500g, DIE GUTE EDEN 500g, SANOMIO 500g, VITAZELL 250g

   Kochschokolade, Wassereis

2. Ersatzbindemittel für das Ei

   Pfeilwurzmehl, Mondamin, Maizena

   Ersatzeier, Puten-, Wachtel-, Gänse-, Enteneier

   Teigwaren: Original italienische Teigwaren, Hartweizengrießnudeln

3. Ersatz für den Nüssemix und die Zellulosebelastung

   GEKOCHTES Obst, GEKOCHTES Gemüse, GEKOCHTE Salate, Gegrillte Bananen

4. Ersatz für Histaminbringer

   Fische blau, gegrillt, Forellen, Saiblinge, (Karpfen oft zu fett), Scholle

   Schaf-, Rind-, Ziegen-, Lammfleisch, Puten, Hühner-, Gänse-, Entenfleisch

   Rinderhartwurst, Fohlenwurst, Schafwurst

   KARTOFFELN, Reis, Polenta

Lebertee nach Dr. Müller

Rezept:

Hb. Chelidonii 50,0
Hb. Cardui benedicti 50,0
Rx Taraxaci 50,0
Fl. Stoechados 50,0

1 TL pro Tasse mit kochendem Wasser übergießen, am besten über Nacht ziehen lassen, wenigstens aber 3 Stunden. 3 Tassen täglich trinken.

Entsäuerungsbad

Heißes Bad 30–40 °C. Der Patient steigt, schon während das Wasser einläuft, in die Wanne. Nach 10 Minuten wird dem Wasser NaH_2CO_3 zugegeben, solange bis mittels Indikatorpapier pH 8 eingestellt ist. Badezeit: 15 Minuten bis 1 Stunde, je nach Kreislaufbelastung. Nach dem Aussteigen wird der pH-Wert des Badewassers gemessen. An dem niedrigeren pH-Wert ist zu ersehen, wie viel Säure ausgeschieden wurde. Wenn Sie den pH-Wert nicht messen wollen, können Sie auch ca. 50 g Natron ins Wasser geben. Diese Bäder werden 2x pro Woche gemacht. Bei ganz starker Übersäuerung können diese auch an 3 aufeinander folgenden Tagen angewandt werden.

Ansteigendes Fußbad

Sie nehmen eine Schiele Fußbadewanne oder sonst ein Gefäß und füllen dies bis über die Knöchel. Die Temperatur soll anfangs etwa 35 °C haben, dann geben Sie heißes Wasser hinzu, bis die Temperatur etwa 39 °C erreicht hat. Die Badedauer sollte 15 Minuten nicht überschreiten. Füße ganz kurz mit kaltem Wasser abduschen und anschließend mit warmen Socken bekleidet 20 Minuten ruhen.

Ichthyol-Verband

Ein Salbenverband mit Ichthyol pur oder 20 %, wie Sie es in der Apotheke bekommen, wird messerrückendick aufgetragen und mit Watte abgedeckt und mit einer Mullbinde umwickelt. Er bleibt 24 Stunden liegen und muss manchmal nochmals wiederholt werden.

Umschläge mit altem Urin

Alter Urin bedeutet: Der Urin muss mindestens 4–6 Tage lang in einem Tongefäß gesammelt werden. Man kann diesen Urin mit Heilerde vermischen.

Einläufe

Sie füllen ein Gummiklistier mit hauchdünnem Kamillentee, 3 Tropfen Rescue Remedy und 1 Prise Salz. Führen Sie es tief in den After ein und entleeren Sie es kräftig. Das kann 3x täglich wiederholt werden.

Eigenbluttherapie

Man kann Eigenblut auf die verschiedensten Arten applizieren, z. B. s.c., i.m., i.c. oder auch als potenziertes Eigenblut. Es gibt auch das ultraviolett bestrahlte Eigenblut, die Eigenbluttherapie mit dem Hämaktivator nach Höveler und die Eigenserumtherapie, die heute als überholt gilt.

Durch das applizierte Eigenblut wird ein Reiz gesetzt, der Körper antwortet durch Aktivierung seiner Selbstheilkräfte. Die Abwehrlage wird verbessert. Die Eigenbluttherapie ist gut mit anderen Naturheilverfahren kombinierbar.

Ich habe das Eigenblut sowohl bei Akut-Erkrankungen als auch bei chronischen Leiden mit Erfolg eingesetzt.

Bei akuten Erkrankungen kann man täglich 1–3 ml (in seltenen Fällen 5 ml) an drei aufeinander folgenden Tagen injizieren; ich hatte bei fieberhaften Infekten, Cystitis, Bronchitis, Furunkeln und Abszessen gute Erfolge.

Bei chronischen Erkrankungen muss man dringend auf die Intervalle zwischen den einzelnen Behandlungen achten; das Eigenblut wird nur 2x/Woche appliziert, insgesamt erst mal 5–10 Injektionen, dann weiterhin 1x/Woche und dann eventuell alle 14 Tage, je nach Verlauf der Erkrankung.

Es wird mit 0,5 ml Eigenblut begonnen, dann auf 1,0 ml und in der 3. Sitzung auf 1,5 ml, in der 4. Sitzung auf 2,0 ml gesteigert, dabei bleibt man dann.

Bei alten oder geschwächten Patienten beginnt man mit 0,2 ml, steigert auf 0,5 ml, in der 3. Sitzung auf 0,8 ml, in der 4. Sitzung auf 1,0 ml und in der 5. Sitzung auf 1,5 ml, dabei bleibt man dann.

Anschriften und Bezugsquellen

Holomed

Bakterienpräparate,

Sanum-Präparate

Niederlande

Telefon 0031-541-292975

Fax 0031-541-292965

Sanum-Kehlbeck

GmbH & Co. KG

Sanum-Präparate Deutschland

Postfach

D-27316 Hoya

Telefon 04251-93520

Deutsches Service Büro

Horvi-Enzym-Präparate

Telefon 06835-50040

Fax 06835-500444

Medizinischer Beratungsservice

Telefon 08856-1254

MO – DO 9 – 12 Uhr

DHU – Deutsche Homöopathische Union

Einzelmittelhomöopathie

Pentarkane (Ptk)

Telefon 0721-409301

Fax 0721-4093113

vitOrgan

`https://vitorgan-shop.de/`

Phönix Laboratorium

spagyrisch-homöopathische Liquida

Telefon 07457-956060

Biologische Heilmittel Heel GmbH

Antihomotoxische Therapie (Heel)

Postfach 100349

76484 Baden-Baden

Telefon 07221-501111

Bach-Blüten in allen **Apotheken**

– Mischungen über Heilpraktiker-Rezept

– Stock Bottles über ärztliches Rezept

Madaus

Oligoplex-Präparate (Olplx)

Telefon 0221-89980

Fax 0221-8998701

Praxis Dr. Schöbe

Frischextracte, Beratung

Baden-Baden

Telefon 07221-38017

Fax 07221-38144

Kastner, Rastatt

Ozonöl, Laborbedarf

Telefon 07222-53005

Quellen

- Harald Krebs: Eigenbluttherapie, 4. Auflage
- Karin Brucker/Hans Peter Wutta: Gesunde Augen – Sehstörungen auf natürliche Weise heilen
- Dr. med Götz Blome: Das praktische Handbuch zur Bachblütentherapie
- Maria M. Kettenring: Hausapotheke Ätherische Öle, Joy Verlag
- Dr. Prafull Vijayakar: Die Theorie der Unterdrückung
- Norbert Enders: Bewährte Anwendung der homöopathischen Arznei, 2. erweiterte Auflage
- Dr. med. Berndt Rieger: Bluthochdruck – Ganzheitlich behandeln und heilen
- Horvi Enzy Med: Ganzheitlich behandeln mit der Horvi-Enzym-Therapie

Werdegang

Dr. med. Gertrud Grimm, Jahrgang 1946, Medizinstudium in Münster/Westf. und Heidelberg. Staatsexamen und Promotion an der medizinischen Fakultät der Universität Heidelberg.

Von 1974–1999 in Kassenarztpraxis, anerkannter Landpraxis, in Biblis tätig; zunächst als Assistentin, seit 1978 selbst niedergelassen, in den ersten Jahren als praktische Ärztin, später als F.A. für Allgemeinmedizin.

Während der 25-jährigen Tätigkeit in der Kassenarztpraxis zusätzlich langjährige Ausbildung in naturheilkundlichen Therapien, später ausschließlich in klassischer Homöopathie. Verleihung der Zusatzbezeichnung „Homöopathie" von der Landesärztekammer Karlsruhe 1998.

Von 1999 bis 2009 in eigener homöopathischer Privatpraxis in Bensheim tätig.